BIOMÉDICOS HERÓIS ANÔNIMOS

Índice de Capítulos

- Casos clínicos complexos: tuberculose e actinomicose
- Rivalidades, amizades e crescimento profissional
- Michele e Jeff: entre tapas, beijos e dúvidas

7. **Escolhas e Renúncias**

- Patrícia questiona seu relacionamento com Simon
- Ingrid aceita namorar Silva, mas impõe limites
- Espera angustiante de Patrícia no bar pelo Simon

8. **Entre o Hospital e a Vida Pessoal**

- Simon dividido entre Patrícia e Cris
- Decisões e consequências emocionais para todos
- Amizade e cumplicidade no bar e no hospital

9. **Recomeços e Finais**

- Plantão de Natal: solidão, trabalho e superação
- Mário e a tradição da família Chandler
- Novos casos, desafios clínicos e amadurecimento dos personagens

10. **A Última Virada**

- Diagnóstico de carcinoma renal e fechamento de ciclos
- Reflexões sobre escolhas, perdas e o verdadeiro valor da biomedicina

11. **Entre Diagnósticos e Emoções**

- Corrida no parque e reflexões sobre relações com chefes
- Notícias sobre a mãe de Patrícia e sua internação

- Conflitos entre Simon e Cris Black

12. Natal, Esperança e Novos Caminhos

- Véspera de Natal: plantão, solidão e reflexões

- Mário e a tradição familiar de caçar peru

- Simon e Cris tentam reaproximação

- Ingrid, Michele e Silva no jantar de Natal

Resumo

A Biomedicina é uma das áreas da saúde onde formam bons e ruins profissionais, cada biomédico formado nas universidades sai com o pensamento de revolucionar o mundo, em fazer grandes feitos para a ciência da saúde e salvar vidas. Temos exatamente 35 áreas que podemos seguir que são: Acupuntura; Análise Ambiental; Análises Bromatológicas; Anatomia Patológica; Auditoria; Banco de Sangue; Biofísica; Biologia Molecular; Biomedicina Estética; Bioquímica; Citologia Oncótica; Embriologia; Farmacologia; Fisiologia; Fisiologia Geral; Fisiologia Humana; Genética; Hematologia; Histologia Humana; Histotecnologia Clínica; Imagenologia; Imunologia; Informática de Saúde; Microbiologia; Microbiologia de Alimentos; Parasitologia; Patologia; Patologia Clínica (Análises Clínicas); Perfusão; Psicobiologia; Radiologia; Reprodução Humana; Sanitarista; Saúde Pública; Toxicologia e se perguntar para uma pessoa leiga nessa área irá dizer que Biomédico é aquele que faz o exame de fezes, mas se perguntar para um estudante ou profissional da área ele vai falar quão mágico é a biomedicina. Este livro traz a vida de alguns Biomédicos que são residentes em um Hospital e todos os casos clínicos que eles conseguem resolver interagindo com outros profissionais.

O Amor pela Biomedicina

Quando escolhemos uma profissão para a vida, é com o objetivo de salvar vidas. No entanto, ao optar por Biomedicina, frequentemente enfrentamos olhares críticos e frases cheias de ignorância. Ser biomédico é muito mais que ser um simples profissional; é salvar vidas, pesquisar, diagnosticar e questionar.

Patrícia retorna à sua cidade natal após viver em outro país para aprimorar seus conhecimentos. Ela consegue um emprego como residente no Hospital Central de São Paulo. Na véspera do seu primeiro dia, ela decide sair para um barzinho em frente ao hospital, onde conhece Simon, e passam a noite juntos.

Logo pela manhã, completamente atrasada para seu primeiro dia, Patrícia se levanta com muita pressa e pede a Simon que saia, sem nem saber o nome dele. Ele a convida para continuar o que começaram na noite anterior, mas ela, sem jeito, pede que ele vá embora, pois já estava atrasada para o trabalho. Patrícia diz que vai subir para tomar banho e que, quando descer, ele não estará mais ali. Ele se apresenta:

— Simon — Sou Simon!
— Patrícia — Prazer, Patrícia!

Em seguida, ela sobe para tomar banho, e ele vai embora. Ao chegar ao hospital, Patrícia conhece seus colegas de residência, que são de diversas áreas: radiologia, genética, perfusão extracorpórea, microbiologia e parasitologia. No vestiário, eles se apresentam e fazem parte da mesma equipe:

— Patrícia — Quem você pegou?
— Michele — Peguei a Nazista, e você?
— Patrícia — Eu também!
— Patrícia — Somos só seis mulheres aqui?!

— Michele — Sabia que tem uma modelo entre a gente? Agora é que ninguém nos respeita mesmo.

Mário chega no meio da conversa entre Patrícia e Michele e comenta:

— Mário — Vocês pegaram a Nazista?! Ah, eu também!

Patrícia e Michele olham para Mário com indiferença, e Michele sai, deixando Patrícia ouvindo-o. Neste momento, são chamados para conhecer sua chefe de equipe e o hospital.

Quando chegam perto da chefe de equipe, Ingrid se apresenta à chefe, que se chama Snol:

— Ingrid — Oi, eu me chamo Ingrid!
— Snol — Eu tenho cinco regras!

A primeira regra: não adianta me bajular, pois já odeio vocês e isso não vai mudar.
A segunda regra: prestem atenção a tudo o que eu disser!
A terceira regra: quando eu estiver dormindo, não me acordem por nada, a não ser por uma emergência que precise de mim!
A quarta regra: nunca maltratem os técnicos, eles vão auxiliar vocês!
A quinta regra: me sigam quando eu andar!

— Snol — O plantão de vocês começa agora e dura 48 horas. Aqui não tem moleza!
— Snol — Esses são os bipes de vocês, peguem e fiquem atentos a eles. Vocês vão atender a todos os chamados!
— Snol — Lembrem-se de que os médicos estão acima de vocês e vocês devem obedecer às ordens deles!
— Snol — Lembrem-se de quem vocês são, pois vocês são biomédicos, e questionar faz parte de vocês!

O bipe da Snol toca, e ela sai com sua equipe para atender ao primeiro chamado.

Chega uma garota de 16 anos com problemas intestinais e fortes dores de cabeça. Os médicos pedem exames de imagem e parasitológico para obter o diagnóstico. A doutora Snol designa Michele e Mário para o laboratório de análises clínicas do hospital para receber as amostras de fezes e realizar o exame, enquanto Patrícia e Ingrid são escaladas para o laboratório de diagnóstico por imagem. Quando os exames estiverem prontos, devem ser entregues aos biomédicos chefes de setor.

Enquanto Mário e Michele analisam as amostras de fezes, conversam sobre como é desagradável ficar escalados no laboratório de parasitologia logo no primeiro plantão. Já Patrícia e Ingrid discutem o resultado do exame. Patrícia decide chamar o doutor Simon Black, biomédico imaginologista chefe do hospital. Ela procura a doutora Snol para perguntar onde encontrar o biomédico responsável. Quando a doutora diz onde ele está, Patrícia descobre que o responsável é Simon, com quem passou a noite anterior. Ela corre, ele a ver, vai atrás dela, pega-a pelo braço e diz que precisa conversar sobre a noite anterior. No entanto, ela responde:

— Patrícia — Olha só, doutor Black, o que rolou ontem não vai acontecer de novo!
— Simon — Doutor Black? Hoje de manhã era Simon!
— Patrícia — Doutor Black, olha só, o que aconteceu não pode mais acontecer. Você é o meu chefe!
— Simon — Eu sei por quê: você se aproveitou de mim ontem. Eu, um cara bonitão, estava bêbado no bar sozinho, e você se aproveitou!
— Patrícia — Eu não me aproveitei de você; você que se aproveitou de mim!
— Patrícia — E você nem é tão bonito assim!
— Simon — Quer se aproveitar de mim de novo amanhã às 18h?

— Patrícia — Doutor Black! Está sendo inconveniente. E para de olhar para mim com esse olhar como se já tivesse me visto nua.

Ele ri, e ela sai da sala pelas escadarias para onde ele a puxou para conversar. Em seguida, ele vai verificar o resultado do exame e o leva para o neurocirurgião, que afirma que o exame está limpo, pois buscaram tumores e o resultado fo negativo.

Quando Mário e Michele terminam o exame, chamam a doutora Snol e, juntos, veem que o exame parasitológico deu negativo e que tudo está em ordem. Um cirurgião geral é chamado para o caso e diz que a paciente está sentindo dores causadas por outra coisa, pois o abdômen está normal.

O doutor Black é chamado novamente pelo neurocirurgião para juntos encontrarem uma solução, pois não há indícios de aneurisma ou algo semelhante. O neurocirurgião e o doutor Black reúnem suas equipes para trabalhar em conjunto para descobrir o que a paciente tem. Ingrid chama Patrícia para trabalharem juntas, aumentando as chances de desvendar o caso, enquanto Mário e Michele trabalham sozinhos.

Enquanto Mário revisa casos antigos para tentar descobrir o d agnóstico, um outro residente chamado Jeff se aproxima e pergunta:

— Jeff — Quem é aquela gostosa loirinha?
— Mário — Aquela é a Patrícia, somos amigos. Na verdade, estamos mais para colegas, acabamos de nos conhecer.
— Jeff — Está bom! Agora já chega, tá?

Jeff, todo arrogante, sai, deixando Mário com cara de bobo.

Patrícia e Ingrid revisam casos antigos. Ingrid percebe algo estranho em Patrícia e pergunta o que está acontecendo. Patrícia revela que transou com o doutor Simon, mas pede que Ingrid não comente ou olhe estranho. Ingrid pergunta se foi bom e se ele é bom de cama. Patrícia volta a falar dos casos, e Ingrid disfarça. Elas começam a descartar alguns diagnósticos e, enquanto isso, comentam sobre o doutor Simon.

Descobrem o que pode ser e pedem para realizar um novo exame de imagem para procurar por coágulo. O doutor Simon diz que o neurocirurgião afirmou que os exames de imagem deram negativos e que não há sinal de coágulo, mas elas insistem, dizendo que a paciente havia caído e que isso poderia ter formado um coágulo. Ele nega e entra no elevador. Elas dão as costas e saem. Ele abre a porta do elevador, chama-as e pede que elas vão ao laboratório de imagem, pois vai falar com o neurocirurgião para pedir um novo exame.

Quando o neurocirurgião e o biomédico imaginologista doutor Simon chegam para realizar o exame, Patrícia e Ingrid já estão prontas. Quando o resultado sai, o imaginologista e o neurocirurgião conversam e veem o coágulo. O neurocirurgião leva a paciente para cirurgia e agradece às doutoras pelo esforço em desvendar o problema.

Oito horas depois...
Todos foram embora, e Patrícia vai visitar a mãe, que tem Alzheimer avançado. Ela diz à mãe que vai vender a casa onde cresceu, mas a mãe apenas a olha, sem falar nada. Após algum tempo, Patrícia vai embora para dormir, pois está cansada depois de trabalhar 48 horas no primeiro plantão.

Às 5h, o despertador toca, e Patrícia e os outros internos de Biomedicina vão para o hospital.

Às 6h30, a dcutora Snol coloca todos para fazer coleta de sangue; todos estão concentrados.

Doze horas depois, fim de plantão.

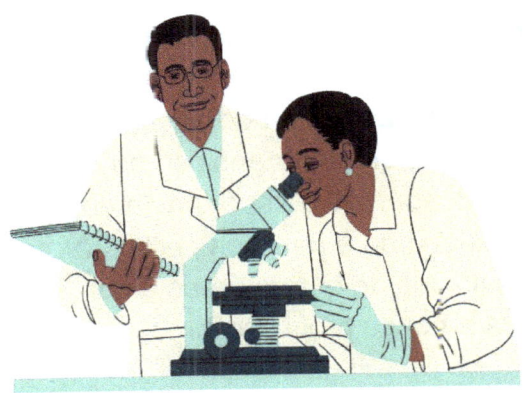

Entre Plantões e Segredos

Com certeza! Aqui está o texto ajustado com um tom mais envolvente, buscando aproximar o leitor dos personagens e criar conexão emocional:

Realizar coletas — seja de sangue ou de qualquer outro tipo de amostra biológica — é o momento em que o biomédico mais se aproxima do paciente. É nesse instante, diante de um olhar ansioso ou de um sorriso tímido, que percebemos a importância do nosso trabalho. E, mesmo assim, não é raro nos perguntarmos: por que tantos profissionais de outras áreas ainda olham com desdém para a nossa profissão?

Naquele início de manhã, o hospital fervilhava de expectativas. Enquanto todos se preparavam para receber as funções do dia, Michele e Jeff conversavam no corredor. Ela, apaixonada pelo que faz, contava como a coleta de sangue a faz sentir-se próxima dos pacientes, como se pudesse captar suas dores e esperanças. Jeff, sempre com um comentário atravessado, desviou o assunto e perguntou sobre a tatuagem de Michele — e se a revista para a qual ela posou nua havia coberto o desenho nas fotos. O rosto dela fechou imediatamente. Irritada, ela o encarou, chamou-o de babaca e se afastou, bufando.

Michele encontrou Ingrid e Patrícia e desabafou, ainda com o sangue fervendo:

— Como será que aquele idiota conseguiu entrar nesse programa de residência? Ele é tão imbecil!
— Eu também não sei como — respondeu Ingrid, com seu jeito direto —, mas se você está aqui, por que ele não estaria?

Patrícia não conteve o riso:
— Haha, muito bom, Ingrid!

Michele saiu resmungando, chamando Ingrid de sem coração e fria, mas no fundo sabia que era apenas o jeito dela.

A doutora Snol entrou no vestiário com sua presença firme, capaz de silenciar qualquer conversa. Distribuiu as funções do dia com a habitual objetividade:

— Jeff e Ingrid, vocês vão para a Circulação Extracorpórea. O doutor Silva pediu vocês dois.
— Patrícia, faça as coletas nos quartos 675, 048, 104, 985 e 441. Depois, realize os exames de sangue, contagem de plaquetas e leucócitos, e entregue tudo ao biomédico chefe.
— Mário, laboratório de Microbiologia!
— Vamos lá, pessoal!

Os corredores do hospital logo se encheram de passos apressados e vozes baixas. Patrícia, já com sua lista de quartos, cruzou com o doutor Simon no setor de Imagem. Ele, com aquele sorriso de quem sabe o efeito que causa, a convidou para sair à noite. Ela, sem perder a pose, perguntou se ele nunca cansava de ouvir "não". Simon apenas riu, confiante, e disse que ainda ia convencê-la.

No elevador, sozinhos, a tensão entre eles era palpável. Patrícia não resistiu: o beijou. Os papéis com os resultados dos exames voaram pelo chão. Quando o elevador parou, os dois se afastaram rapidamente. Ela recolheu os papéis, saiu apressada, e Simon ficou ali, sorrindo de canto, ainda sentindo o gosto daquele momento inesperado.

Mais tarde, Patrícia foi entregar os resultados ao doutor Will, o biomédico chefe. Aproveitou para pendurar no mural um aviso: procurava duas pessoas para dividir a casa. Não demorou para Mário e Michele aparecerem, animados com a ideia. Mas Patrícia recusou, rindo:

— Já passo 48 horas seguidas com vocês aqui. Quero alguém com quem eu não precise conversar!

Outros colegas também se interessaram, mas ela continuou dizendo não, determinada a preservar um pouco de paz fora do hospital.

No laboratório, chegou uma paciente infantil. A doutora Snol pediu que Mário fizesse o hemograma, urinálise e urocultura de três amostras, e que levasse os resultados assim que terminasse. Mário se concentrou no trabalho. Quatro horas depois, voltou com tudo pronto. Snol pediu que ele apresentasse o caso diante dos colegas:

— A criança foi levada pela mãe ao pediatra para uma consulta de rotina, acompanhando uma recorrência de infecção urinária. A única queixa era anorexia. No exame físico, nada de febre, irritabilidade ou dor, mas um leve atraso no crescimento. Não era circuncidada e apresentava discreto refluxo vesicoureteral, já visto em exames anteriores. Por isso, o médico pediu hemograma, urinálise e urocultura de três amostras.

— E o resultado da urocultura? — perguntou Snol.

— Foram três amostras, coletadas em dias consecutivos. A primeira em casa, as outras duas aqui no laboratório. Após a urocultura, identificamos Proteus mirabilis, uma colônia lactose-negativa.

— E o diagnóstico final?

— Infecção do trato urinário confirmada!

— Então assine e libere o resultado para o pediatra.

Snol agradeceu a Mário com um raro sorriso de aprovação. Era nesses pequenos gestos que todos sentiam que estavam no caminho certo.

No fim do plantão, Patrícia cedeu e deixou Mário e Michele dividirem a casa com ela. Saíram juntos do hospital, rindo das histórias do dia, sentindo-se parte de algo maior.

Fim de plantão. E, apesar do cansaço, todos estavam felizes. Afinal é nos detalhes do cotidiano — nas coletas, nos exames, nas conversas e até nos desentendimentos — que a verdadeira essência da biomedicina se revela e que laços de amizade e respeito se fortalecem.

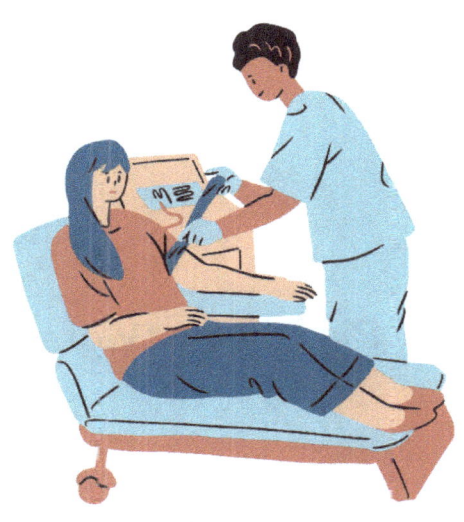

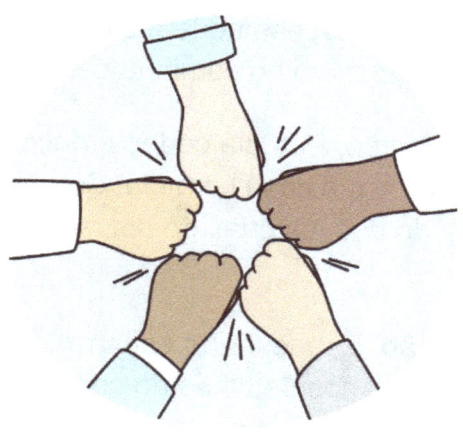

Entre Plantões e Segredos

Estudar nunca foi apenas uma fase para quem escolheu a Biomedicina. É uma promessa silenciosa de que, mesmo depois do diploma, o aprendizado será eterno. Os livros se acumulam na cabeceira, os artigos se multiplicam nos favoritos do navegador, e cada novo plantão é uma aula prática sobre a complexidade da vida — e sobre a própria resiliência.

O despertador de Patrícia toca às cinco da manhã, ecoando pelo apartamento ainda escuro. Ela mal tem tempo de abrir os olhos quando Michele já está ao lado de sua cama, reclamando, como de costume:

— Patrícia, o quarto do Mário é maior que o meu! Isso não é justo!

Patrícia suspira, sentindo o peso do sono e da convivência. Levanta-se em silêncio, tentando ignorar Michele, mas a amiga insiste, seguindo-a pelo corredor:

— Sério, eu devia ficar com o maior. Sou mulher, tenho mais coisas, preciso de espaço!

Quando passam pela porta do quarto de Mário, ele, já acordado e com os cabelos bagunçados, defende seu território:

— Eu cheguei primeiro, Michele. O quarto é meu por direito!

— Fica quieto, Mário! — retruca Michele, sem perder o ritmo. — A casa é da Patrícia, ela que decide!

Patrícia continua andando tentando não se envolver na discussão. O cheiro de café fresco vindo da cozinha mistura-se ao som das vozes, trazendo um pouco de aconchego àquela manhã caótica. Mário e Michele seguem atrás dela, agora discutindo sobre centímetros de espaço e o tamanho dos armários. Michele ainda comenta, rindo:

— O armário do seu quarto é maior, Mário. Isso não vale!

Patrícia, já sem paciência, pega uma roupa na lavanderia e caminha rapidamente até o banheiro, fechando a porta na cara dos dois. Lá dentro, encosta-se à porta, respira fundo e pensa, com um sorriso cansado: "Por que mesmo deixei esses dois morarem comigo?"

Do lado de fora, Michele sugere assistir aos DVDs antigos da mãe de Patrícia e pergunta, com uma pontada de curiosidade:

— Quando sua mãe volta para casa, hein?

Mário bate na porta do banheiro, fingindo preocupação:

— Patrícia, quer privacidade?

Ela fecha os olhos, tentando se concentrar no barulho da água do chuveiro, no vapor quente que começa a preencher o pequeno espaço. Ali, por alguns minutos, ela se permite esquecer o caos e se preparar para mais um dia de desafios.

No hospital, Patrícia e Ingrid chegam juntas, caminhando lado a lado pelo corredor iluminado por luzes frias. O cheiro de desinfetante e café velho é onipresente. Patrícia desabafa, tentando transformar o cansaço em humor:

— Eles conversam, riem, são felizes e fazem tudo juntos.
— Então expulsa eles — sugere Ingrid, com aquele jeito prático e direto.
— Não posso, eles acabaram de se mudar.
— E você vai aguentar isso até explodir?
— Vou sim!
— É por isso que somos amigas — conclui Ingrid, sorrindo de canto.

O hospital desperta junto com elas. Técnicos passam apressados, empurrando carrinhos de exames; enfermeiras trocam plantão, compartilhando histórias da noite anterior. O som dos monitores cardíacos, o burburinho dos pacientes chegando para exames, tudo faz parte da trilha sonora daquele lugar.

A doutora Snol, sempre imponente, reúne os residentes e comenta sobre como as pessoas deixam para buscar cuidados quando já estão no limite. Os internos a seguem, cada um carregando seu próprio fardo de sono e ansiedade. Jeff, com seu humor ácido, pergunta a Mário:

— O que será que a Nazista tem hoje?
— Acordou mais irritada que o normal — responde Mário, dando de ombros.

Logo, todos se preparam para o laboratório de parasitologia. Snol anuncia que precisa de um residente para acompanhar o biomédico perfusionista, Dr. Rodrigo Silva. Todos levantam as mãos, ansiosos por uma experiência diferente, mas ela escolhe Jeff, que sai comemorando como se tivesse ganhado na loteria.

Antes de começarem, Snol reforça a regra de ouro do laboratório:

— Nunca liberem uma lâmina sem certeza do resultado. E nunca passem mais de meia hora em uma mesma amostra de fezes. Temos muitos exames para liberar, pessoal!

O laboratório é um universo à parte. O cheiro químico, as bancadas cheias de tubos rotulados, o som dos microscópios sendo ajustados, as piadas nervosas para aliviar a tensão. Ali, cada detalhe importa: a cor da amostra, o formato das células, o tempo de incubação. O trabalho é minucioso, quase artesanal, e exige concentração absoluta.

De repente, a rotina é interrompida por um caso urgente. Uma criança de cinco anos chega ao pronto atendimento, desnutrida, desidratada, com diarreia, febre e uma barriga inchada. A mãe, com olhos aflitos, conta que a filha eliminou quatro vermes pela boca — "lombrigas", ela diz, com a voz trêmula. O médico pede exames fecais com urgência, e Snol reforça:

— Assim que o resultado sair, liberem imediatamente!

O tempo parece correr mais rápido. Dois horas depois, os exames confirmam a presença de vermes. Snol distribui as tarefas: Jeff e Patrícia vão para a clínica, Mário é enviado para ajudar o chefe Will, e Ingrid e Michele seguem para outros setores.

Na clínica, Patrícia e Jeff realizam coletas de sangue. O ambiente é tenso, mas há momentos de leveza: uma senhora agradece sorrindo, um menino segura a mão da mãe com força, um idoso conta histórias para disfarçar o medo da agulha. Patrícia se esforça para ser gentil, mesmo quando o cansaço pesa.

Entre uma coleta e outra, Patrícia atende um paciente jovem e charmoso, que logo começa a flertar:

— Você sabe que é a enfermeira mais bonita daqui, né?

Ela sorri de lado, sem perder a postura:

— Não sou enfermeira, sou biomédica. E não, você não tem chance.

Ele insiste, dizendo que nenhuma mulher resiste a ele. Ela ri, perguntando por que os homens são assim. Ele responde, brincando, que é culpa da testosterona. No fim da coleta, ele a surpreende com um beijo rápido, dizendo que vai vê-la em breve.

Nesse exato momento, doutor Simon passa pelo leito e vê a cena. Com um olhar entre divertido e ciumento, pergunta:

— Por que você está beijando paciente, Patrícia?

Ela, sem perder o humor, rebate:

— Está com ciúmes, doutor Black?

Simon nega, mas a convida para sair. Patrícia lembra que ele é seu chefe e que isso é contra as regras. Ele apenas sorri, como se não levasse nada a sério.

Enquanto isso, Mário faz coletas para o doutor Will e acaba sendo alvo de investidas de um paciente, o que o deixa visivelmente desconcertado. No corredor, cruza com Jeff e desabafa:

— Você acha que sou gay, Jeff?

— Qual o problema se for? — responde Jeff, com naturalidade. — Eu apoio a bandeira LGBT.

Mário chama Ingrid para confirmar:

— Ingrid, você acha que sou gay? A Patrícia também acha?

— Você é? — pergunta Ingrid, sem rodeios.

— Não!

— Jura?

Mário se retira, preferindo o silêncio do laboratório àquela conversa constrangedora.

De volta à clínica, Jeff rouba um paciente de Patrícia e depois faz piada com ela. Irritada, Patríca o agarra pela gola e o chama de idiota, dizendo que ele fede a esgoto. Simon aparece, e Jeff, rindo, diz que Patrícia é louca. Ela avança para cima dele, mas Simon a segura, evitando que a situação fuja do controle.

O plantão finalmente termina. O sol já ilumina as ruas de São Paulo quando eles deixam o hospital, exaustos, mas orgulhosos. Entre discussões, risos, procedimentos e pequenos dramas, eles seguem aprendendo, crescendo e descobrindo que, no fundo, são uma família improvisada — unida pelo desejo de fazer a diferença, um exame de cada vez.

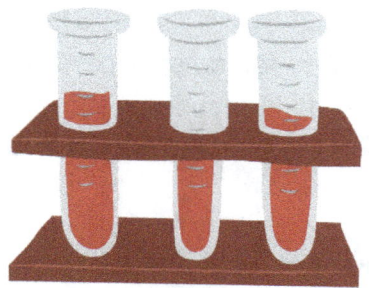

Entre Plantões e Segredos

Nós mergulhamos a fundo quando fazemos o que amamos. Na residência, os plantões variam de 8 a 24 horas — e ninguém ali reclama. Existe um orgulho silencioso em resistir ao cansaço, em se entregar à rotina intensa do hospital, onde cada minuto pode mudar o destino de alguém. Mas, por trás dos jalecos, pulsa uma vida pessoal que insiste em se misturar ao profissional, criando uma linha tênue entre quem somos dentro e fora do hospital.

04:00 da manhã.
 O despertador de Patrícia toca, cortando o silêncio da casa. Ela mal abre os olhos e já ouve Michele resmungando sobre os absorventes. No banheiro, Mário está debaixo do chuveiro quando Michele invade, sem cerimônia, cobrando a compra dos absorventes. Patrícia observa a cena, dividida entre rir e se irritar, e sai para se arrumar. Michele, persistente, só sai do banheiro depois de uma pequena discussão, deixando Mário atônito diante do próprio reflexo.

A casa pulsa com o cotidiano compartilhado: escovas de dentes trocadas, risadas abafadas, pequenas disputas por espaço e privacidade. Entre uma xícara de café e um olhar cansado, cada um carrega suas próprias preocupações — contas para pagar, saudades de casa, e a ansiedade pelo que o dia reserva no hospital. Eles sabem que, ao atravessar a porta, o mundo muda de cor: ali, cada gesto pode ser decisivo.

No hospital, Ingrid chega cedo para acompanhar Juliana

Andrade, uma jovem de 18 anos com anemia falciforme severa, acompanhada desde o nascimento por uma equipe multidisciplinar. O caso é delicado: Juliana apresenta dores intensas, fadiga, episódios de infecção recorrente, e agora uma piora súbita. Ingrid sente o peso da responsabilidade ao ser encarregada de coletar e analisar o sangue da paciente — ela mesma, sem intermediários. O laboratório, ainda silencioso, cheira a álcool e reagentes. Ingrid prepara os tubos, respira fundo e se lembra do rosto de Juliana, pálida, mas sorridente, tentando ser forte para a mãe que a acompanha.

Enquanto isso, os outros internos chegam, ainda discutindo sobre os absorventes. A doutora Snol, sempre firme, distribui as tarefas:
— Todos escalados para a clínica. Escarro, urina, sangue — contato direto com os pacientes.

Mário reclama das coletas de escarro, mas Snol corta com um olhar de deboche:
— Espera que eu faça por você?

O hospital desperta junto com eles. Técnicos correm com carrinhos de exames, enfermeiras trocam plantão, pacientes aguardam com olhares ansiosos. A rotina é dura, mas há uma cumplicidade silenciosa entre os biomédicos — trocas de olhares, piadas rápidas, gestos de apoio.

Michele, escalada para o setor de espermograma, encara um desafio inesperado: um paciente se recusa a ser atendido por ela, mostrando uma revista com fotos antigas em que ela posou de lingerie. O constrangimento invade Michele como uma onda. Ela tenta explicar que é biomédica, mas o paciente insiste, pedindo outra profissional. Do lado de fora, Michele respira fundo, sentindo o peso do julgamento. Snol, ao saber do ocorrido, reforça:

— Essa profissão não é fácil. Mostre quem você é. Não deixe que te reduzam a uma fantasia.

Michele volta ao leito, encara o paciente e, com firmeza, diz:
— Aqui, sou biomédica. E pronto.

O paciente abaixa a cabeça, vencido. Snol observa de longe, orgulhosa da postura da residente.

No setor de imagens, Jeff acompanha o doutor Black em um caso dramático: Junior Pereira, 42 anos, vítima de uma queda da laje e de uma garrafa de vidro que se quebrou em sua cabeça. A ressonância magnética revela vários fragmentos de vidro alojados no crânio, um deles perigosamente próximo ao nervo óptico.
— Os pedaços de vidro são fáceis de remover, exceto este, que ameaça a visão — explica Jeff, tenso.

O doutor Black reúne os biomédicos internos para discutir o caso. Márro apresenta a história, Patrícia analisa as imagens e destaca o risco de cegueira. O clima é de tensão, mas também de colaboração: Mário e Jeff correm para a biblioteca, pesquisardo casos semelhantes, enquanto Patrícia e Ingrid revisam as imagens, desconfiando de um possível tumor cerebral que teria causado a tontura e a queda.

No fundo do hospital, Michele, Ingrid e Patrícia encontram um momento de respiro, sentadas em uma maca. Ingrid folheia uma revista e brinca com Michele sobre suas fotos, arrancando risos das três. É nesses instantes que a amizade se fortalece, servindo de escudo contra a dureza do dia a dia.

Ingrid, ao entregar os resultados dos exames de Juliana aos biomédicos responsáveis, é elogiada por sua precisão e empatia. Ela explica os sintomas, o diagnóstico e o tratamento da anemia falciforme, sentindo-se, por um instante, reconhecida em meio à rotina exaustiva.

Horas depois, Ingrid recebe a notícia da morte de Juliana. O impacto é devastador. Ela se afasta, procurando refúgio nas escadas do hospital. O doutor Vilela a segue, tentando consolar, mas o vazio é grande. Ingrid chora, sentindo o peso de perder sua primeira paciente. O abraço do colega é um gesto de humanidade — e, no silêncio compartilhado, ela entende que, no hospital, a dor também faz parte do aprendizado.

No vestiário, Michele enfrenta outro desafio: fotos suas, espalhadas por todo o espaço, viram motivo de piada. Ela reage com coragem, tirando o jaleco e desafiando todos a olharem para ela como profissional, não como objeto.
— Isso são peitos, isso é glúteo! Querem ver mais?
O silêncio é constrangedor, mas Michele sai de cabeça erguida, mostrando força diante do preconceito.

Patrícia, ao lado do doutor Black, confirma a suspeita de tumor no paciente do vidro. O reconhecimento do chefe vem em forma de convite para jantar, que ela recusa com um sorriso — mas ambos sabem que, ali, existe algo além da relação profissional.

Fim de plantão

O plantão termina oito horas depois. Exaustos, os biomédicos voltam para casa, onde as pequenas disputas e brincadeiras continuam. Entre escovas de dentes trocadas, absorventes esquecidos e risadas no café da manhã, eles descobrem que a biomedicina é feita de ciência, coragem, humanidade — e laços que só quem vive o hospital entende.

No hospital, cada caso é mais do que um diagnóstico: é uma história de vida, de luta, de superação e, às vezes, de perda. E cada biomédico aprende, dia após dia, a equilibrar a dor e a alegria, o profissional e o pessoal, sabendo que, no fim, são essas experiências que os tornam não só melhores profissionais, mas pessoas mais inteiras e empáticas.

Entre Amores e Dores

Os perfusionistas são o centro da sala de cirurgia. Eles desempenham um papel fundamental ao manter o coração e os pulmões do paciente funcionando por meio da máquina de circulação extracorpórea, permitindo que o cirurgião realize os reparos necessários.

Quando crescemos, olhamos para trás e lembramos de quando nossas maiores preocupações eram ganhar um presente ou correr descalços na rua. Agora, Patrícia está sob o chuveiro, sentindo a água escorrer pelo corpo enquanto pensa em seus problemas, em como nada parece mudar — ou pior, como tudo parece ter se complicado. As decisões difíceis a assombram.

07:00 horas

Patrícia vai visitar sua mãe, internada em uma casa de repouso para pacientes com Alzheimer. Ao chegar, a diretora informa que a situação da mãe está se agravando e que é hora de transferir os bens para o nome de Patrícia, já que tudo está sob administração do advogado. Ela sugere aproveitar enquanto a mãe ainda está um pouco lúcida para assinar os papéis. Patrícia, exausta após 48 horas sem dormir, explica que está cansada e que, naquele dia, terá a chance de participar de uma cirurgia cardíaca, auxiliando o perfusionista. Ela pergunta se não há outra pessoa que possa resolver isso, mas a diretora é firme: "É sua mãe, é você quem precisa resolver." Patrícia encara a mãe por um instante, mas logo vai embora, carregando o peso de mais uma responsabilidade.

No hospital, Patrícia se prepara para a cirurgia. O perfusionista pede que ela monte a máquina de circulação extracorpórea. Ela se lava, veste o jaleco e se posiciona. A cirurgia começa. O perfusionista avisa que, depois, quer um relatório completo. O cirurgião chama Patrícia para se aproximar e ver o coração batendo. Ele pergunta como ela se sente diante daquela maravilha, e, emocionada, ela admite que nunca viu nada tão bonito. O perfusionista confia a ela o comando da CEC e sai para outra cirurgia. O cirurgião pede que ela monitore os batimentos cardíacos diretamente na máquina, e Patrícia informa: "Está normal, 12/8." Ele a orienta a se preparar para desligar a CEC. Vinte minutos depois, ela executa o procedimento. Mas, de repente, algo no monitor chama a atenção do cirurgião. Patrícia sente um frio na espinha, achando que esqueceu de administrar a heparina. O coração do paciente não volta a bater de imediato. O cirurgião massageia o órgão até que, cinco minutos depois, ele volta a pulsar. Sorrindo, o cirurgião tranquiliza Patrícia, dizendo que isso às vezes acontece. Ela desmonta a máquina, aliviada, mas ainda inquieta.

Enquanto a cirurgia acontece, Mário e Ingrid observam da galeria, até que Michele chega.

— Como eu queria estar lá — comenta Mário.

— Ah, para! Qualquer um desliga a CEC — responde Ingrid.

— Você só fala isso porque o doutor Silva não te escolheu — rebate Mário.

Michele muda de assunto:

— Precisamos de mais gelo e batatas para a festa.

— Quem mais você convidou? — pergunta Mário. — A Patrícia acha que vai ser só uma reunião para conhecer seu namorado.

— Só o pessoal da pediatria — responde Michele.

— Não acredito que você chamou o jardim de infância para a casa da Patrícia! — reclama Ingrid.

— Só faltam os técnicos...

— Você chamou mesmo os filhotes! Só falta a psiquiatria! — Ingrid ri, já prevendo a confusão.

Jeff aparece, curioso sobre a festa. Ingrid finge surpresa, Michele desconversa e Mário percebe que Patrícia é a única que não sabe do tamanho da festa.

Patrícia termina de desmontar a máquina e, ao sair, encontra Simon e Mário no corredor. Simon pergunta como foi ficar sozinha na CEC. Ela responde que foi incrível, e Simon diz que a primeira vez a gente nunca esquece. Mário, empolgado, comenta que só de assistir já foi emocionante. No elevador, Patrícia confessa a Mário que teme não ter dado a heparina, mas ele a tranquiliza: se não tivesse dado, o sangue teria coagulado imediatamente. Ela pensa se deveria contar ao doutor Silva, mas Mário garante que não é necessário, pois a paciente está estável.

Mário segue para o setor de imagem, onde realiza exames em um paciente de 47 anos, fumante há 20 anos. A doutora Snol o questiona:
— Pulmões insuflados, função pulmonar severamente comprometida, ele deve ter dificuldades para respirar — responde Mário.
— Qual procedimento o cirurgião deve escolher?
— Remover as bolhas para diminuir a pressão.
A chefe agradece e pede que Mário envie as imagens ao cirurgião. Curioso, Mário pergunta se, ao mostrar aquela imagem, as pessoas parariam de fumar. Snol apenas balança a cabeça, resignada.

O biomédico imaginologista pede para Jeff fazer as ressonâncias dos pacientes dos quartos 8, 11, 16 e 20, e avisa que quer ver todas as imagens antes de liberar para os médicos.

Michele vai colher sangue de Leonardo Sanchez, 62 anos. Enquanto prepara o paciente, ele revela que é formado em enfermagem, mas largou a carreira por falta de tempo para a esposa. Michele ouve, compreende o peso da escolha, termina a coleta e segue para os exames.

Na recepção, Ingrid entrega resultados de exames. O doutor Silva aparece e lhe oferece um café. Ingrid aceita, surpresa, e ambos trocam olhares tímidos antes de seguirem seus caminhos.

A doutora Snol envia Mário ao laboratório de patologia. Lá, ele analisa uma compressa esquecida dentro de um paciente. Ingrid pergunta se é verdade, e Mário confirma. Snol encerra a conversa e pede o resultado:
— Nenhuma bactéria ou vírus encontrado.
— Leve para o chefe. Ingrid, procure o arquivo da paciente e entregue só para mim.
 Mário avisa que só ficará até as 18h, pois tem compromisso.
— Estou convidada para a festa? — pergunta Snol.
— Sim! — responde Mário, sem jeito.

Michele, ao telefone, compra bebidas para a festa. Jeff passa e sugere cerveja e amendoim. Michele disfarça, mas assim que ele sai, pede cerveja gelada e amendoim ao fornecedor.

Simon vai ao laboratório de imagem avaliar os resultados. Ingrid encontra o arquivo da paciente e entrega a Snol, que diz que a decisão será do chefe.

No hospital, Simon cruza com Patrícia e percebe que ela está estranha. Ele a convida para jantar, mas ela recusa. Ele agradece por não ter sido convidado para a festa, ri e pede que ela pense no jantar. Patrícia escuta que a paciente, senhora Souza, está em estado grave. O cirurgião cardíaco chega, pede para chamar o perfusionista doutor Silva e preparar a CEC. Patrícia, nervosa, confessa na frente do marido da paciente que pode ter cometido um erro. O cirurgião entra em ação, e Silva, furioso, pede explicações. Patrícia conta o que aconteceu; Silva esclarece que ele mesmo administrou a heparina e que a culpa não foi dela, mas alerta que, por ter falado diante do marido, ela pode ser demitida e deverá pedir desculpas.

O chefe geral do hospital entra na sala de cirurgia, exigindo um relatório do caso. Pela manhã, Patrícia, Silva e o cirurgião terão que se explicar ao chefe e ao jurídico.

Mais tarde, Mário, Patrícia e Ingrid conversam no fundo do hospital. Patrícia teme ser expulsa do programa. Ingrid questiona onde ela estava com a cabeça ao confessar aquilo, mas Mário tenta acalmá-la. O celular de Patrícia toca e ela se afasta. Michele chega com lanches, avisa que as bebidas chegam às 18h e que algumas enfermeiras levarão vinho. Ingrid brinca sobre a festa e Michele diz que quer que o namorado conheça seus amigos do trabalho, pois biomédicos também sabem se divertir.

Patrícia resolve as questões da mãe ao telefone, depois vai pedir desculpas ao senhor Souza, que, orientado pelo advogado, se recusa a falar com ela, dizendo que a esposa estava bem até a cirurgia.

Na casa de repouso, Patrícia encontra a mãe sem lucidez. A diretora informa que não será possível assinar nada naquele dia. Frustrada, Patrícia vai embora, irritada.

Quando Patrícia chega em casa, se assusta com a quantidade de pessoas. Grita que vai matar a Michele, entra e encontra a casa em festa. Ingrid dança em cima da mesinha e chama Patrícia para se juntar. Ela pega uma garrafa de tequila e sobe na mesa, decidida a esquecer os problemas por uma noite. Os três dançam juntos, rindo e se divertindo.

Três horas depois, todos estão bêbados. Mário, Ingrid e Patrícia jogam um jogo de tirar peças de roupa. O namorado da Michele chega, surpreso com a festa. Ingrid comenta sobre a altura dele, pega uma bebida e Patrícia diz que também não sabia que seria uma festa grande. Eles explicam que, como internos, não têm controle sobre os próprios horários. Quando ele vai embora, Mário brinca que Michele e o namorado terão filhos altos como bonecos.

Patrícia, completamente bêbada, dança na porta quando Simon aparece e a convida para dar uma volta. Eles param o carro perto da casa, fazem sexo e, no fim, Patrícia fica no colo dele, coberta pela camisa dele. A doutora Snol aparece, bate no vidro e pede para tirarem o "motel ambulante" do caminho.

No hospital, Michele e Jeff finalizam os exames. Jeff a incentiva a ir para a festa. No estacionamento, o namorado de Michele aparece, diz que não liga para os amigos dela e vai embora após um beijo. Michele responde que agora é biomédica, essa é a vida dela.

Ao fim da festa, Mário e Patrícia estão deitados no chão da sala. Michele chega e comenta sobre a bagunça. Patrícia diz que era a festa dela, Michele pega uma cerveja da mesa, e Mário brinca que ela nem sabe de quem é a bebida.

07:00 horas

Na manhã seguinte, Patrícia, o cirurgião cardíaco, o perfusionista e a advogada do hospital estão na sala do chefe. A advogada sugere a demissão de Patrícia, mas ela se defende, explicando que a paciente não desenvolveu coágulo e que só achou que tivesse culpa. O perfusionista e o cirurgião relatam o caso, deixando claro que Patrícia não prejudicou a paciente. O chefe decide por três semanas de observação. Ao sair, Simon pergunta o que aconteceu, ela responde e é abraçada pelos amigos, agradecendo ao doutor Silva por tê-la defendido.

Doze horas depois, o plantão termina e todos vão para casa.

"Benjamin Franklin contou ao mundo o segredo do sucesso: 'Nunca deixe para amanhã o que você pode fazer hoje.' Esse mesmo homem descobriu a eletricidade. Devemos acreditar em tudo que ele diz?"

Deitada na cama, após uma noite em claro, Patrícia se pergunta por que decidiu ser biomédica. Mário prepara café e, ao tentar levar uma xícara para Patrícia, derruba tudo em si mesmo. Michele passa e sugere que ele convide Patrícia para sair. O despertador toca, Patrícia se levanta atrasada e corre para o hospital.

No estacionamento, Simon chega ao mesmo tempo. Ela se assusta, diz que está atrasada, e ele a chama para conversar sobre eles dois. Patrícia responde que não há nada para conversar, que é a "interna vadia que transa com o chefe", e entra no hospital com Simon ao lado. Ela diz que é assim que todos a veem, que nem a doutora Snol fala com ela. Simon diz que, se fosse certinho, terminaria tudo, e ela responde que ele não é nada certinho. Ele pergunta se ela gostaria que ele fosse, ela diz que sim, depois que não, e sai correndo para se trocar.

Ingrid, também atrasada após passar a noite com o doutor Silva, veste-se apressada e diz que valeu a pena se atrasar. Ele a chama para conversar, ela brinca que além de transar ele ainda quer conversar, e sai correndo.

No vestiário, Patrícia diz:
— Está atrasada!
— Você também! — responde Ingrid.
— Eu sei, estou com medo de deixar a doutora Snol

mais irritada. Será que ela contou para alguém?
— De você e o Simon? Claro que não!
— Eu vou terminar, tenho que terminar!
— Patrícia, cala a boca!

Elas se arrumam e vão atrás da doutora Snol, que diz:
— Ingrid, está atrasada!
— A Patrícia também!

Todos vão para a Patologia, aprender exames patológicos. O bipe da Snol toca e ela envia Jeff para o laboratório de imagem, pois os exames estão atrasados.

Mário comenta com Michele que não gosta da Patrícia, mas ela diz para ele parar com o assunto.

No laboratório de patologia, Simon pergunta sobre possíveis causas de dores na coluna. Patrícia responde:
— Primeiro, deve ser feita uma ressonância e examinar toda a coluna. As causas podem ser tumor, hérnia de disco e outras.
— Muito bem, doutora Almeida. Você está comigo no laboratório de imagem. Temos casos interessantes lá.

No elevador, Simon chama Snol de Mônica, lendo o nome no jaleco. Ela responde que não vai tolerar favorecimento à Patrícia, e que, se vir isso, fará de tudo para deixá-la apenas na recepção. Simon diz que Patrícia é boa, e que ali ele é o chefe. Snol avisa que não será intimidada e que não espalhará nada, mas não aceitará privilégios.

No laboratório de imagem, Jeff realiza ressonância de Denise Lucas Santos, 40 anos, com uma massa gigante comprimindo os pulmões. Ele comenta com o técnico que nunca viu um tumor tão grande.

Patrícia faz exames da coluna de um paciente e leva os resultados para Simon. Ela pergunta se deve continuar com os exames dos pacientes do 005 e 308, mas Simon, de forma grosseira, diz que não precisa mais dela, pois Jeff fará os exames. Patrícia sai irritada. Simon comenta com Snol que todos a chamam de "nazista", e ela diz que sabe.

Na clínica, chega um paciente com Síndrome de Chediak-Higashi. Doutor Silva pede para Ingrid falar sobre o caso. Ela explica detalhadamente a síndrome, suas características, diagnóstico e consequências.

No refeitório, Patrícia desabafa com Ingrid:
— Ele me favorece na frente dela e depois me dá o maior fora.
— Como sabe que ele te favorece? Você foi aceita nesse programa pelo seu mérito. Não deixe um caso mal resolvido te fazer duvidar disso.
— Mas ele está me prejudicando, preciso terminar com ele!
— Sei...

Jeff e Michele chegam, Ingrid brinca com Jeff, e Patrícia ri. Mário pergunta se Patrícia está bem, ela diz que Simon é um idiota, Michele discorda, Ingrid explica que Simon deu um fora nela. Mário sugere que todos saiam para beber, já que o dia foi ruim. O bipe de Patrícia toca, ela sai, Jeff ri de Mário, que o manda calar a boca, e Ingrid ri da cena.

Patrícia vai ao laboratório de imagem, onde Simon pede desculpas pela forma como a tratou. Ela explica que Snol insinuou favorecimento e que isso poderia prejudicá-la. Patrícia diz que não precisa ser defendida, que entrou ali por mérito e vai resolver sozinha. Por fim, pede desculpas por tê-lo chamado de idiota.

Desafios do Cotidiano Hospitalar

Somos pessoas apaixonadas por procedimentos microbiológicos, patológicos e tudo o que envolve desvendar mistérios clínicos. A cada caso, mergulhamos fundo e só paramos quando conseguimos resolver o problema.

05:00 horas

O despertador de Patrícia toca. Com muito sono, ela desliga o alarme. Ao seu lado, Simon ainda está deitado. Ela o cutuca, dizendo que ele precisa levantar-se, pois já está na hora, e que não quer que Mário e Michele o vejam saindo de sua casa. Simon a beija e pede para deixá-los ver, mas Patrícia insiste que é melhor ele ir logo, pois tem muitos exames para fazer.

Na cozinha, Michele prepara o café quando Mário chega e pergunta se ela conseguiu dormir. Michele responde que não tinha como, por causa do barulho, e comenta que Patrícia deveria, pelo menos, passar óleo nas molas da cama. Mário pergunta se Michele sabe quem era o cara, e ela diz que tem dúvidas se só havia um, de tanto barulho. Mário diz que não quer saber do assunto, e Michele pergunta se ele está com ciúmes. Ele responde que não tem ciúmes, só não quer saber. Michele admite que está com ciúmes de Patrícia, mas se consola pensando que ela terá um longo dia pela frente.

Quando Simon desce as escadas, Mário e Michele espiam pela porta da cozinha. Ao verem Simon, Michele comenta que agora entende por que Patrícia tem sido chamada tantas vezes para os casos do doutor Simon. Mário rebate, dizendo que não é bem assim e que Simon pode estar se aproveitando dela. Michele retruca que, pelos gritos da noite anterior, não parecia que Patrícia estava precisando de ajuda.

Quando Patrícia vai à cozinha pegar um café antes de sair para o hospital, Michele pergunta sobre a noite passada. Patrícia desconversa, dizendo que não tem nada para contar. Michele insiste, querendo saber quem era o cara, mas Patrícia diz que ela não o conhece. Michele então chama todos para irem logo ao hospital, pois já estão atrasados.

No estacionamento do hospital, Patrícia comenta com Ingrid que não gostaria de encontrá-la em um beco escuro. Ingrid responde que sente o mesmo. Michele vê Jeff chegando correndo e pergunta se ele corre sempre. Ele diz que sim, que está cheio de energia, e Ingrid sugere que ele segure a onda, pois está acabado como todos ali. Jeff pergunta a Ingrid sobre o sinal de fraqueza, e ela responde que o nome disso é gripe. Todos entram no hospital.

No vestiário, Mário anuncia:

— Vou precisar de muita adrenalina para aguentar esse dia hoje!

— Uh, deu umazinha ontem, Mário? — provoca Jeff.

— Ontem foi a Patrícia! — diz Michele.

— Deu umazinha, Patrícia? — insiste Jeff.

— Conta? — pergunta Ingrid, entrando na brincadeira.

— Nada para contar! — responde Patrícia, tentando encerrar o assunto.

— Já disse tudo — conclui Ingrid.

Michele bate à porta do armário, e Patrícia pergunta por que todos estão daquele jeito. Eles saem do vestiário, e Patrícia pergunta se é por causa dela. Ingrid questiona se eles sabem que foi Simon quem não deixou ninguém dormir. Patrícia diz que espera que não, porque já basta a doutora Snol pegando no pé dela; não precisava dos amigos também.

Quando todos se encontram com a doutora Snol, ela começa a dividir as funções. Coloca Jeff, Mário e Ingrid no laboratório de imagem. Enquanto Simon coloca colírio nos olhos, Mário o observa fixamente. A doutora Snol o chama e manda ir logo para o laboratório. Em seguida, ela chama Michele e Patrícia para irem com ela, avisando que Michele ficará com ela. Quando Simon aparece, a doutora Snol fala com ele, e elas continuam andando. Patrícia boceja, e a doutora Snol pergunta se ela dormiu tarde. Patrícia diz que não, que a cafeína só não fez efeito ainda. Snol sugere que, se ela for religiosa, é melhor começar a rezar para a cafeína fazer efeito logo.

A doutora Snol diz para Patrícia que há seis pacientes para ela fazer coleta perianal e exames parasitológicos, e depois ir aos pacientes Stuart (345), Oliver (876), Ferro (552) e Santos (902) para coletar sangue dos acamados.

Snol olha para Michele e pergunta o motivo da cara de raiva. Michele diz que não é nada, e Snol a chama para o laboratório de patologia.

Quando Patrícia chega aos leitos para fazer a coleta perianal, a primeira paciente é Elizama Diniz, de 4 anos, suspeita de enterobíase. Patrícia explica o procedimento aos pais:

— Olá, senhor e senhora Diniz, sou a doutora Patrícia e vim fazer a coleta em sua filha. Alguém já explicou o procedimento?

— Não, doutora — responde o pai.

— Vou explicar: sua filha tem suspeita de enterobíase. O exame é feito com uma fita adesiva transparente na região anal ao amanhecer, para coletar possíveis ovos de oxiúro que podem ser vistos ao microscópio. O procedimento deve ser repetido pelo menos três vezes, sempre ao acordar.

— Preciso que fiquem na sala durante todo o procedimento.

— Tudo bem, doutora — diz a mãe.

— Olá, Elizama! A titia precisa fazer um exame, tudo bem?

— Você é médica? — pergunta a menina.

— Não, sou biomédica!

— Biomédica! — repete Elizama, curiosa.

— Senhor e senhora Diniz, preciso que tirem a roupa dela, deixem-na de bruços, segurem e conversem com ela. Preciso colher com cuidado.

Após realizar a coleta em Elizama e nos outros cinco pacientes, Patrícia vai ao laboratório analisar as amostras.

Enquanto isso, Mário faz uma tomografia e percebe um problema sério no cérebro de uma paciente. Ele chama o biomédico imaginologista, doutor Simon.

A doutora Snol chama Patrícia e pergunta como estão as coletas perianais. Patrícia responde que já terminou e vai ao laboratório analisar. Ingrid passa, e Snol pergunta se está bem. Ingrid diz que sim, que vai para a clínica. Patrícia comenta que um dos pacientes havia tomado banho e terá que voltar no dia seguinte para o exame.

Snol pede para Patrícia fazer coletas de escarro assim que terminar os exames parasitológicos.

O doutor Silva vê Ingrid com cara de doente e pergunta se ela está gripada. Ingrid diz que sim, e que por isso a vida está mais fácil. Silva brinca que não foi ele quem passou a gripe, que está em todo o hospital, e diz que ela deveria estar de cama. Ingrid responde: "Doença, diagnóstico em um só homem." Ele se oferece para levá-la para casa, mas ela recusa, dizendo que uma gripe não vai derrubá-la, e ainda manda ele ir para casa, ao que ele responde que está se sentindo bem.

No corredor, Mário encontra Michele e pergunta se ela viu Simon. Ela responde que não tão de perto quanto Patrícia. Mário pede para ela falar baixo para não prejudicar Patrícia. Michele diz que no hospital as coisas são assim: uns se dão bem, outros não chegam até o fim, e que existe uma razão para não se envolver com titulares. Mário diz que a culpa não é de Patrícia, e sim de Simon, que deveria se controlar. Michele retruca que, pela noite anterior, não parecia que Patrícia estava sendo forçada a nada.

Mário encontra Simon e pede para ele olhar umas imagens de uma paciente com comprometimento neurológico. Simon pede para Mário ir na frente, pois vai tomar um café. Mário, com ironia, fala: "Sim, doutor", quando o elevador se fecha.

Jeff analisa imagens e encontra um projétil alojado em um paciente, comprometendo as funções motoras do braço esquerdo. Quando o cirurgião chega, Jeff entrega as imagens.

Patrícia termina os exames parasitológicos e chama a doutora Snol para ver os resultados.

— Os resultados deram positivos para enterobíase — diz Patrícia.

— Os cinco pacientes? — pergunta Snol.

— Sim.

— E o tratamento?

— Os medicamentos usados são mebendazol, pamoato de pirantel e albendazol. As três medicações são administradas em duas doses: uma no início do tratamento e outra duas semanas depois. A primeira dose nem sempre elimina todos os ovos e oxiúros, por isso a segunda dose evita reinfecção e elimina os vermes restantes.

— E as pessoas que vivem com as crianças?

— Devem tomar o mesmo medicamento.

— E a prevenção?

— A melhor forma de prevenir é manter uma rotina de higiene adequada para todos da família, especialmente as crianças.

O doutor Simon vai ver as imagens e informa que o neurocirurgião quer uma ressonância. Ele e Mário vão juntos realizar o exame. Quando o resultado sai, Simon pede para Mário comentar:

— Isso é a síndrome em que metade do cérebro está morta ou morrendo.

— E o tratamento adequado?

— Retirar a metade do cérebro. Com o tempo, o líquor preenche a cavidade.

— Muito bem, pode liberar as imagens.

Mário conta para Ingrid que viu metade do cérebro de uma criança morta. Ingrid se espanta, e Mário explica que o neurocirurgião terá que remover metade do cérebro da paciente. Ele elogia Simon, dizendo que, assim, é difícil odiá-lo.

— Por que você o odeia? — pergunta Ingrid.

— Por nada.

— Você sabe sobre ele e a Patrícia?

— Você sabe?

— Claro que sei!

— Michele, a Ingrid sabe!

— Do que? Da safadeza entre Simon e Patrícia? — pergunta Michele.

— Claro que sei! Está rolando desde o começo!

— Você sab a e não contou?

— Vocês são fofoqueiros, viu! — brinca Ingrid.

— Eu não! — diz Mário.

— Eu sou mesmo! — admite Michele.

— Você sabe e está de boa? — pergunta Michele.

— No começo não, mas agora sim. Ela é esforçada, muito boa. Não está transando para subir na vida.

Jeff aparece e pergunta se estão falando de sexo. Ingrid olha para e e com cara de nojo, e todos caem na risada.

A doutora Snol encontra Patrícia e pergunta se ela já liberou os resultados. Patrícia confirma, e Snol diz:

— Ainda tem as amostras de escarro para analisar. Como Ingrid está doente, você vai assumir as atividades dela!

— Se quiser, posso esfregar o chão também, doutora Snol! Perdão, isso foi inadequado.

— Falando em inadequado, pode me dizer o que acha que está fazendo?

— Olha, doutora Snol, se quiser me castigar, pode castigar, não precisa fazer cerimônia! Mas o que faço fora do hospital é problema meu.

— Sabia que a gripe não é a única coisa se espalhando pelo hospital, doutora Patrícia!

Enquanto caminham pelo corredor, um paciente vomita em Patrícia, e a doutora Snol ri, mandando-a tomar banho.

No vestiário, Michele e Ingrid comentam:

— Nossa, que fedor!

— Patrícia, você está podre, vai para o canto do quarto, por favor!

— Foi uma paciente que vomitou em mim no corredor.

— Isso foi carma — diz Michele.

— Michele, qual é o seu problema?

— Nada não!

Quando a doutora Snol entra no vestiário, avisa que o laboratório de imagem está lotado e que o doutor Black precisa de uma interna. Ingrid e Michele se oferecem, mas Snol escolhe Patrícia. Michele reclama:

— Sabia que ia ser a Patrícia, sempre é ela!

— Ei, o que foi isso? — pergunta Snol.

— É porque parece que a Patrícia faz coisas pelo doutor Simon que nenhuma de nós faz!

— Não quero esse tipo de comentário aqui! Ingrid, vá você.

Quando Michele e Ingrid saem, Snol se aproxima de Patrícia e diz que ela não é a única incomodada, e sai rindo.

Simon encontra Mário e percebe que ele está estranho. Pergunta se Mário viu quando ele saiu da casa de Patrícia. Mário diz que não. Simon afirma que não está usando Patrícia nem favorecendo-a, e Mário concorda, dizendo que sabe que Patrícia é boa no que faz.

Fim do plantão...

Ao chegar em casa, Patrícia encontra Michele na cozinha.

— Pensei que já estivesse dormindo — comenta Patrícia.

— Não, ainda estou acordada. Se esperar, vai comer um pedaço de bolo feito com amor... na verdade, com pedaços de ódio!

— Então já sabe?

— Sim, sei.

— Prefere a versão longa ou a curta, em que eu sou a interna vadia que transa com o chefe?

— Só não entendo por que você está fazendo isso com sua carreira! Você é boa, inteligente, tem essa casa, uma mãe rica, e vai estragar tudo assim!

— Não é por causa do sexo!

— E é por quê, então? Meu Deus, você está apaixonada!

— Não estou, não!

— Está sim, tadinha da Patrícia!

— Eu te odeio! E odeio seu bolo!

— O bolo está ótimo! — ri Michele.

Duas horas depois...

Patrícia e Simon trocam olhares e perguntam se vão dormir. Simon diz que sim, e os dois caem no sono, exaustos.

Escolhas e Renúncias

06:00 HORAS...

Simon acabara de sair do banho e caminhava até o
quarto de Patrícia para se vestir. Ela o observava em
silêncio, o olhar sério, como se tentasse decifrar cada
traço dele. Simon, percebendo o clima, sorriu de leve,
tentando quebrar a tensão. Patrícia, porém, não cedeu
ao sorriso. Havia algo nela naquela manhã — uma
inquietação, talvez medo do que estava por vir, ou
apenas o peso de tantas responsabilidades.

Na cozinha, Michele tentava acertar a receita dos
bolinhos, mas a irritação tomava conta. O cheiro não
estava certo, o sabor também não. Mário, sempre
disposto a animar o ambiente, pegou um bolinho e, com
a boca cheia, elogiou:
— Tá uma delícia, Michele!

Michele, impaciente, respondeu:
— É feio falar de boca cheia! E falta um ingrediente, não
adianta elogiar.
Mário sugeriu que ela ligasse para a mãe e perguntasse
o que faltava, mas Michele se recusou, cruzando os
braços, teimosa.

Patrícia, ainda pensativa, avisou a Simon:
— Hoje vou dormir na sua casa.
Simon arqueou as sobrancelhas, curioso:
— Não gosta mais da sua?
— Quero conhecer onde você mora, ver suas coisas —
respondeu Patrícia, como quem busca conhecer não só
o espaço, mas também o homem com quem se envolve.

Michele, ouvindo a conversa, não resistiu:

— Aposto que ele é daqueles caras que só comem cereal!

Simon riu, negando, mas Michele insistiu:

— Comeu cereal nos últimos sete dias, eu vi!

Simon rebateu, dizendo que nem ficou a semana toda na casa de Patrícia, arrancando risos de todos.

No hospital, a rotina já fervilhava.

Jeff foi direto ao banco de sangue para as coletas. Encontrou quinze pacientes esperando, o ambiente carregado de ansiedade. Ele se concentrou, sabia que cada amostra era uma vida dependendo do trabalho preciso dos biomédicos.

Enquanto isso, Ingrid e Patrícia estavam no setor de Imaginologia. Lá, receberam um caso intrigante: um homem de 28 anos, encaminhado pela psiquiatria, relatava visões e convulsões. O pedido era claro: tomografia urgente para investigar possíveis causas neurológicas.

O paciente, magro e com olhar perdido, sentou-se na maca, inquieto.

— Eu vejo coisas, doutora. Às vezes, acho que não sou desse mundo.

Patrícia se aproximou, buscando transmitir calma:

— Vamos cuidar de você. Preciso que fique imóvel durante o exame, tudo bem?

Ele assentiu, mas tremia levemente. Ingrid ajustou os parâmetros da máquina, trocando olhares preocupados com Patrícia.

Durante a tomografia, Patrícia observava cada corte, procurando sinais de lesão, tumor ou qualquer alteração que justificasse as convulsões e as visões. O silêncio da sala era quebrado apenas pelo zumbido da máquina. Quando as imagens começaram a aparecer, Ingrid prendeu a respiração: havia uma pequena massa no lobo temporal esquerdo, próxima ao hipocampo.

— Ingrid, olha isso — sussurrou Patrícia, apontando na tela.
— Pode ser um tumor de baixo grau, mas a localização explica os sintomas psiquiátricos e as convulsões — respondeu Ingrid, já pensando nos próximos passos.

Patrícia anotou tudo, sentindo o peso de dar uma notícia difícil. Saiu da sala, encontrou o médico responsável e explicou o achado. O médico agradeceu, dizendo que encaminharia o paciente para a neurocirurgia e que, graças à atenção das biomédicas, poderiam agir rápido.

Enquanto isso, Simon cruzou com Patrícia nos corredores. Ela, ainda absorvida pelo caso, tentou puxar assunto:
— Está na hora de eu conhecer seus amigos, Simon.
— Eu não tenho amigos — ele respondeu, meio brincando, meio sério.
— Todo mundo tem. Se não abrir sua vida, vou fazer greve de sexo e dormir de calça jeans!
Simon riu, provocando:
— Você podia só deixar as coisas rolarem, Patrícia.
— Não sou flexível.
— Disso eu discordo — ele respondeu, sorrindo, antes de seguir para o laboratório de imagem.

No laboratório, Jeff processava as amostras de sangue e as enviava para Michele, que estava focada na separação dos componentes sanguíneos. O trabalho era minucioso: cada bolsa passava por testes sorológicos para Sífilis, Hepatite B e C, Doença de Chagas, HIV I, HTLV I e II, além da tipagem sanguínea e fator RH. Michele sentia a responsabilidade pesar nos ombros — um erro ali podia custar vidas. Quando todos os exames deram negativos, ela liberou as bolsas para o banco de sangue, sentindo um alívio silencioso.

No laboratório de imagem, Simon e Patrícia faziam os raios-X. Patrícia, ainda inquieta, insistiu:

— Por que você não se abre mais, Simon?

Ele devolveu:

— Qual o seu problema hoje?

— Não é nada.

— Respira, Patrícia — ele disse, saindo da sala e deixando-a sozinha com os exames.

A doutora Snol chamou Ingrid para o laboratório de microbiologia.

— Ingrid, como é feita a coloração de Gram?

— O método consiste em tratar sucessivamente um esfregaço bacteriano, fixado pelo calor, com cristal violeta, lugol, etanol-acetona e fucsina básica. As bactérias que adquirem coloração azul-violeta são gram-positivas; as que ficam vermelhas, gram-negativas.

— Muito bem. Faça a coloração e identifique as bactérias. Depois me chame.

Na sala dos internos, Jeff apareceu com uma caixa de rosquinhas, oferecendo aos colegas. Mário, ainda reclamando de ter sido mandado para o laboratório de parasitologia, pegou uma. Patrícia cheirou a rosquinha e desistiu:

— Tudo que entra no hospital fica com cheiro de hospital...

Michele, preocupada com os exames pendentes, mal tocou na comida. Ingrid, percebendo o mau humor de Mário, sugeriu:

— Você anda muito estressado. Vai lá, relaxa com a enfermeira Lisa.

Mário ficou pensativo, considerando a ideia. Enquanto isso, continuava insistindo para Michele ligar para a mãe e perguntar sobre o ingrediente do bolinho.

Sete horas depois...

Jeff foi coletar sangue de uma paciente acamada e processou o exame no laboratório de hematologia. O médico pediu urgência e, duas horas depois, Jeff entregou o resultado:

— Exame hematológico, tudo normal!

— Obrigado! — disse o médico, aliviado.

No quarto de descanso, Ingrid estava deitada quando o doutor Silva entrou.

— Se veio aqui achando que vai transar comigo, pode desistir — ela disparou.

— Não vim para isso. Só percebi que não te vi o dia todo.

— Estava trabalhando.

Mário, finalmente, criou coragem e chamou Lisa para sair. Jeff, ao ver a cena, apenas sorriu e voltou ao trabalho.

Mais tarde, o grupo se reuniu.

Mário anunciou que teria um encontro com Lisa. Patrícia comemorou, Ingrid brincou dizendo que finalmente ele ia relaxar, Michele aconselhou ir com calma, e Jeff, sempre irreverente, lembrou da camisinha, oferecendo algumas do bolso do jaleco. Mário aceitou, rindo.

No meio do caos do hospital, Ingrid fez um teste de gravidez. O resultado positivo a deixou atordoada. Ela se sentou, sozinha, encarando o teste, sentindo o mundo girar. Mil pensamentos passaram por sua cabeça — carreira, futuro, medo, escolhas. Pela primeira vez, ela sentiu-se vulnerável, sem saber a quem recorrer.

Fim do plantão...

Mário saiu com Lisa e foram para a casa dela. Simon, por sua vez, convidou Patrícia para conhecer onde morava. No caminho, Patrícia ficou apreensiva, imaginando o que encontraria. Ao chegar, surpreendeu-se ao ver que Simon morava em um trailer, em um terreno grande, todo dele.

— Ainda não sei o que vou fazer com tudo isso — ele confessou, olhando ao redor, como quem busca respostas no horizonte.

Patrícia sorriu, pegou na mão dele e o chamou para dentro, sentindo que, às vezes, o inesperado é o que mais preenche.

Michele, finalmente, cedeu e ligou para a mãe, perguntando sobre o ingrediente do bolinho. A mãe respondeu, feliz pela ligação:

— É leite de coco, filha!

As duas conversaram por um tempo, Michele sentindo um calor no peito, uma saudade gostosa de casa, misturada ao orgulho de estar crescendo.

Naquela noite, cada um dos internos foi dormir com a cabeça cheia — de dúvidas, de esperança, de medo e de sonhos. O hospital, com seus casos misteriosos, suas urgências e suas pequenas vitórias, era também o cenário onde eles aprendiam a ser mais humanos, uns com os outros e consigo mesmos.

Entre o Hospital e a Vida Pessoal

06:00 horas...

Mário chega da casa da Lisa e vai direto para o banheiro
tomar banho. De repente, começa a sentir uma coceira
no pênis e percebe uma bolinha vermelha na região.
Preocupado, pega o livro de ISTs e começa a procurar
os sintomas, comparando as imagens do livro com o que
vê em si mesmo. Enquanto isso, Michele tenta entrar no
banheiro, mas encontra a porta trancada. Ela bate,
pedindo para Mário abrir porque precisa tomar banho, e
pergunta o que ele está fazendo lá dentro. Ele responde
que é um assunto particular. Michele, achando que ele
está se masturbando, ri e diz para ele ficar à vontade,
pedindo desculpas. Mário, do outro lado, grita que não
está fazendo o que ela pensa.

O celular de Patrícia toca. Ela atende: é da casa de
repouso onde sua mãe está internada. Quando Simon
acorda, ela diz que retorna à ligação depois e desliga
antes que ele levante. Simon pergunta quem liga para
ela tão cedo, e Patrícia responde que foi engano.

Mário sai do banheiro todo envergonhado, e Michele diz
que ele não precisa ter vergonha, que é supernormal e
saudável. Ele insiste que não estava fazendo nada do
que ela pensa, e diz que tem namorada. Michele
provoca, dizendo que namorada imaginária não vale, e ri.
Patrícia abre a porta do quarto e pergunta o que está
acontecendo. Mário responde que não é nada, Michele ri,
e quando Mário vai embora, Michele comenta com
Patrícia que ele ficou estressado porque ela atrapalhou a
"brincadeirinha" dele. As duas caem na risada. Simon
passa por elas, o celular dele toca, e Patrícia pergunta se

ele não vai atender. Ele diz que não e convida as duas para o café da manhã.

No hospital, Ingrid está ao telefone, conversando com uma clínica clandestina de aborto e marcando a retirada do bebê. Silva a ver, e ela desliga rapidamente. Ele diz que mandou chamá-la ontem, mas ela saiu mais cedo. Silva explica que não era para acompanhar um caso, mas porque queria o telefone da casa dela. Ingrid diz que precisa ir e o deixa ali, preocupado.

O chefe dos biomédicos, doutor Will, sente fortes dores de cabeça e, enquanto analisa exames, sua visão fica turva. Mário e a enfermeira Lisa estão na recepção. Lisa diz que sentiu saudades, e Mário pergunta se ela está sentindo alguma coceirinha nas partes íntimas. Lisa diz que está bem e pergunta se ele está bem. Ele responde que sim, só com uma coceirinha. Michele chega, fala com Lisa e assina uns resultados de exames. Lisa se despede de Mário, que comenta com Michele que Lisa está caidinha por ele. Michele ri e diz que ele mandou bem.

Mário vai atrás de Jeff e pede ajuda com o problema da coceira. Tenta explicar, mas Jeff o manda abaixar as calças e mostrar o pênis. Mário hesita, mas Jeff insiste: "Somos biomédicos, isso é normal." Mário, constrangido, mostra, e Jeff diz que ele pegou sífilis. Jeff sai, e Mário tenta se olhar no espelho, preocupado.

O doutor Silva chama Mário e Jeff para um caso específico: fazer o espermograma de um paciente, amigo dele. Silva pede para Jeff apresentar o caso:

— Jeff – Augusto César Borges, 41 anos, sexo masculino, casado.
— Doutor Silva – Antecedentes?
— Jeff – Nega traumatismos genitais, diabetes, hipertensão, irradiação, cirurgias e uso de

medicamentos.

— Doutor Silva – Mário?

— Mário – Senhor Borges, peço que o senhor pegue este coletor estéril e ejacule dentro dele.

— Borges – Tudo bem, doutor, mas vou precisar de um tempo!

— Mário – Sem problemas, vamos te dar privacidade. Quando terminar, é só apertar aquele botão que eu venho recolher a amostra.

— Borges – Mas, Pedro, e as dores que estou sentindo?

— Silva – Não se preocupe, amigo. O médico já pediu alguns exames e, assim que ficarem prontos, ele vem falar com você. Até logo!

No laboratório de Microbiologia, doutor Will começa a ficar tonto. Doutora Snol e Patrícia o observam discretamente. Mário faz seus exames e, ao buscar os resultados, descobre que deu positivo para sífilis. Michele entra no laboratório, pergunta de quem é o resultado que está nas mãos dele e por que ainda não liberou. Ela pega o exame, lê o nome de Mário e pergunta como ele pegou sífilis. Mário a puxa para fora do laboratório, entram em um leito e ele confessa que pegou da Lisa. Michele pergunta se ele usou camisinha, ele diz que sim, mas não lembra. Michele diz que ele precisa parar de transar com Lisa e ri. Mário não sabe como contar para Lisa, e Michele alerta: se ele quiser manter o "pintinho", precisa contar logo.

Doutor Will deixa cair um balão volumétrico e pede para doutora Snol assumir os exames no laboratório. Simon vê Will derrubando o objeto e vai atrás dele, perguntando o que está acontecendo.

Jeff diz para Mário que se enganou sobre ele, que Mário é mesmo um pegador, e pergunta quem é a "gatinha". Mário diz que não é da conta dele. Eles começam a fazer a ressonância do senhor Borges. Quando os resultados saem, o cirurgião pergunta o que deu nos outros exames e Mário diz que, pela patologia, parece ovário. O cirurgião chama doutor Simon e diz que o amigo dele tem ovário e que vai precisar remover cirurgicamente.

Ingrid e Michele vão ao laboratório de patologia, onde a residente pede para analisarem as amostras patológicas atrasadas e avisarem antes de liberar os resultados. Mário encontra Lisa, e Jeff está junto. Lisa não responde ao Jeff. Mário pede para Jeff ir na frente e, a sós, conta para Lisa que ela foi a última pessoa com quem fez sexo em muito tempo. Lisa pergunta se ele vai terminar com ela. Mário diz que não é isso, mas que pegou sífilis dela. Lisa fica constrangida e sai correndo.

Doutor Will revela que sua visão do olho direito estava turva há duas semanas e agora o olho esquerdo também. Doutor Simon pergunta se ele já fez ressonância, Will diz que não, e pede para Simon preparar tudo e manter sigilo, pois sendo chefe dos biomédicos, muita gente ficaria em cima dele.

Mário e Jeff vão ao refeitório, e todos olham para Mário. Jeff comenta que agora todos sabem que Mário é "espada", e Mário pede para ele ficar calado. Ao chegar à mesa com Michele e Ingrid, Ingrid chama Mário de "Sífilis Boy". Ele olha para Michele e pergunta porque ela contou. Jeff diz que gostou do apelido, Michele diz que só contou para Ingrid, e Ingrid comenta que fofoca se espalha mais rápido que vírus no hospital. Patrícia chega e pergunta como Mário está com a sífilis, ele pergunta se todo mundo já sabe, e todos riem.

Jeff diz para Mário que todo mundo tem segredos e que ficou feliz pelo dele ter vindo à tona. Ingrid pergunta o segredo de Jeff, que diz que só conta se Ingrid contar o dela. Michele diz que sua vida está um saco e não tem nada para esconder, Ingrid diz que o que ela guarda não é da conta dele, e Patrícia conclui que todos têm segredos.

Jeff vai aplicar penicilina no Mário:

— Mário – Você sabe o que está fazendo, Jeff?

— Jeff – É só uma injeção de penicilina, Mário. Você deveria me agradecer, já vi partes suas que nunca imaginei. Vou ter pesadelos por uma semana!

— Mário – Quer saber? Esquece!

— Jeff – Quer se livrar da sífilis ou não? Cala a boca e abaixa as calças!

— Mário – Não acredito! Patrícia, sai daqui!

— Patrícia – Ah, Mário, achei que você quisesse apoio moral!

— Mário – Não tem essa de apoio moral! Estou doente, Patrícia!

— Patrícia – Mário, não tem nada a ver. E, além disso, que bundinha, hein!

— Jeff – A minha também é linda, quer ver?

— Patrícia – Sai daí, está fazendo tudo errado!

— Jeff – Fica à vontade!

— Mário – Jeff, volta aqui, não me deixa aqui não! Que isso?

— Michele – Opa! Que caso temos aqui?

— Mário – A humilhação pública do Mário!

— Patrícia – A cura para a sífilis do Mário!

— Ingrid – Michele?

— Michele – Fala!

— Ingrid – Ainda falta fazer um exame para liberar o resultado!

— Mário – Que isso? Não!

— Ingrid – Que história é essa?

— Michele – A gente veio salvar o Mário de um futuro de feridas!

— Ingrid – Bela bunda, Mário!

— Patrícia – Eu falei!

— Michele – Fofinha, né? Parece de bebê!

— Mário – Vocês sabiam que eu fiquei dias e horas me imaginando seminu com três garotas, a realidade é tão melhor!

— Ingrid – Acho que ele foi chorar!

Simon chama Patrícia para fazer as imagens do chefe. Ela identifica um tumor no nervo óptico e chama o neurocirurgião, que marca a cirurgia e tranquiliza Will, dizendo que ele ficará bem.

O cirurgião diz para doutor Silva que Borges, amigo dele, é estéril e não pode ter filhos. Silva diz que não é possível, pois a esposa está grávida. O cirurgião explica que o paciente tem os canais deferentes fechados. Silva vai com o cirurgião contar ao paciente que ele está bem, mas é estéril.

O celular de Patrícia toca: é a diretora da casa de repouso, perguntando por que ela não foi ao jantar da família. Patrícia diz que não pôde ir porque estava ocupada. No pós-operatório, doutor Will olha pela janela e vê Simon e Patrícia se abraçando, percebendo que há algo entre eles. Patrícia revela a Simon que a mãe tem Alzheimer avançado e que mentiu para todos. Ele a abraça e beija sua testa. Quando Patrícia vai visitar Will, ele pergunta o que ela está fazendo ali, alertando que, como titular, isso pode ser ruim para ela.

No vestuário, Lisa procura Mário, pede desculpas e diz que, antes deles começarem algo, já estava quase namorando outro. Mário pergunta quem é, e ela revela que foi Jeff. Mário surta, parte para cima de Jeff e começa a socá-lo, até serem separados por Michele e Ingrid.

Simon esperava Patrícia na recepção do hospital. O plantão havia sido longo, e ambos estavam exaustos, mas havia um sentimento de alívio e cumplicidade no ar. Era como se, naquele instante, tudo o que tinham enfrentado — as pressões do trabalho, os segredos, as pequenas e grandes dores do dia — pudesse ser abandonado, ao menos por algumas horas.

Quando Patrícia se aproximou, Simon a recebeu com um sorriso cansado, mas sincero. Ele a convidou para um jantar, querendo transformar aquela noite em algo especial, um momento só deles, longe do hospital e de tudo que os cercavam.

Mas, ao olhar para o lado, Simon congelou. Sua ex-mulher estava ali, parada, observando os dois com um olhar duro e ferido. O tempo pareceu desacelerar. Simon pediu desculpas a Patrícia em voz baixa, mas antes que qualquer um dos dois pudesse reagir, a ex-mulher se aproximou, os passos firmes e o rosto carregado de mágoa.

Ela parou diante dos dois, ignorando Simon, e se dirigiu diretamente a Patrícia:

— Então é você? — a voz dela era cortante, cheia de raiva contida — É você a vadia que está tendo um caso com o meu marido?

O silêncio caiu como um peso sobre todos ao redor. Patrícia sentiu o rosto arder, o coração disparar. Por um instante, não soube o que dizer, sentindo-se exposta, julgada, como se todos os olhares do hospital estivessem sobre ela. Simon tentou intervir, mas a ex-mulher o ignorou, focada apenas em Patrícia.

— Você sabe o que está fazendo? Sabe o que está destruindo? — continuou ela, a voz embargada pela dor.

— Eu espero que valha a pena, porque você nunca vai ser mais do que isso para ele. Nunca vai ser mais do que a outra.

Patrícia lutou para manter a compostura. Sentiu vontade de chorar, de gritar, de desaparecer dali. Mas, no fundo, também sentiu raiva — raiva de ser reduzida a um rótulo, de ser julgada sem direito de defesa, de ver sua vida pessoal exposta diante de todos.

Simon finalmente conseguiu se colocar entre as duas, a voz firme, mas também cheia de culpa:

— Chega, por favor. Isso não é lugar para isso.

A ex-mulher lançou um último olhar de desprezo para Patrícia, virou-se e foi embora, deixando um rastro de silêncio e constrangimento no ar.

Patrícia ficou imóvel, sentindo as lágrimas ameaçarem cair. Simon tentou tocá-la, mas ela recuou, confusa e ferida. Por alguns segundos, tudo o que ela queria era sumir, fugir daquele hospital, de Simon, de si mesma. Mas, ao olhar para Simon, percebeu que ele também estava abalado, dividido entre o passado e o presente, entre a culpa e o desejo de seguir em frente. Patrícia respirou fundo, tentando recuperar a força que sempre teve nos plantões mais difíceis.

— Eu não sou só isso — sussurrou, mais para si mesma do que para ele.

E, naquele instante, Patrícia entendeu que, por mais que o mundo a julgasse, só ela poderia decidir quem era e o que queria para sua vida. O hospital, os colegas, os pacientes — tudo aquilo fazia parte de quem ela era. E, mesmo ferida, ela sabia que precisava continuar, com coragem, mesmo que o coração estivesse em pedaços.

Recomeços e Finais

A vida e suas traições. Tudo dói, tudo é estranho, e o que resta é tentar seguir em frente.

20:00 horas

Patrícia senta-se sozinha no bar, o copo entre as mãos, o olhar perdido no vazio. O peso do segredo de Simon, agora revelado, parece maior do que ela pode suportar. O barulho ao redor é abafado pela confusão em sua cabeça. Ela pensa em tudo o que viveu nos últimos meses, nas noites em claro, nos plantões exaustivos, nas pequenas alegrias e nas grandes decepções.

Léo, o dono do bar, percebe seu estado e se aproxima com gentileza:
— Patrícia, você está bem? Posso ajudar em alguma coisa?
Ela sorri, sem graça, e responde com a voz embargada:
— Não sei, Léo. Acho que não tem mais jeito pra mim. Descobri que o cara por quem estou apaixonada é casado. E, pior, com uma mulher incrível. Não sei como cheguei até aqui.
Léo, solidário, coloca uma dose extra à sua frente:
— Por conta da casa. Às vezes, a vida é mesmo uma filha da mãe, mas você é forte. Vai passar.

No hospital, Simon encara Cris, sua esposa, no corredor. O clima é tenso, o passado pairando entre eles.
— O que você veio fazer em São Paulo, Cris? — pergunta ele, tentando manter a calma.
Ela sorri, segura de si:
— Vim te reconquistar, Simon. Achei que merecíamos uma segunda chance.
Simon balança a cabeça, exausto:
— Não quero mais nada com você, Cris. Já está mais do que resolvido.

Ela cruza os braços, desdenhosa:

— Relaxe, Simon. Só estou aqui por um caso específico. O doutor Will me chamou, não você.

No vestiário, Jeff está sentado, segurando um saco de gelo na testa. Michele se aproxima e examina o hematoma:

— Nossa, Mário acertou em cheio, hein?

Jeff faz graça, disfarçando o desconforto:

— Só não reagi porque amo esse programa de residência. E, sinceramente, Mário bate como uma criança.

Michele ri, debochada:

— Então você apanhou de uma criança? Vergonha, Jeff!

Ele sorri, mas o orgulho ferido é evidente.

No bar, Mário e Ingrid entram e são recebidos com aplausos. O dono do bar não perde a chance de brincar:

— Finalmente alguém colocou o Jeff no lugar dele!

Ingrid se diverte:

— O Mário derrubou o Jeff com um soco só!

Eles se sentam ao lado de Patrícia, que mal levanta os olhos do copo. Ingrid pergunta, preocupada:

— O que está acontecendo, Patrícia? Você está diferente, parece distante.

Mário complementa:

— Você está tão pra baixo... O que houve?

Patrícia suspira fundo, a voz embargada:

— Ingrid, eu sei que você também está passando por um momento difícil, mas o que eu estou sentindo... É como se nada mais fizesse sentido.

Ingrid segura a mão de Patrícia, solidária:

— Não subestime a dor do outro, Pati. Mas, se serve de consolo, o meu problema é pior.

Patrícia balança a cabeça, quase rindo:

— Duvido. Descobri que o Simon é casado. E não é qualquer mulher. Ela é linda, alta, bem-sucedida, uma biomédica admirada por todos.

Mário engasga com a bebida, tossindo:

— Preciso de ar! Isso é sério?

Ele se afasta atordoado. Ingrid, aproveitando o momento, confessa:

— O meu é muito pior.

Patrícia a encara, surpresa:

— Impossível.

Ingrid respira fundo, a voz trêmula:

— Estou grávida, Patrícia. E vou abortar.

O silêncio entre elas é pesado. Patrícia arregala os olhos:

— Quem é o pai?

Ingrid hesita, mas não foge:

— Doutor Silva.

O chamado do hospital interrompe a conversa. Eles se levantam, cada um com o próprio fardo, e seguem para o plantão.

No corredor do hospital, Michele encontra o grupo e pergunta:

— Patrícia, o que você está fazendo aqui? Por que não está com o Simon?

Mário responde, direto:

— O Simon é casado, Michele.

Ela se espanta:

— Como assim? Que história é essa?

Patrícia confirma, com amargura:

— Ele é casado. E com uma mulher e tanto.

Simon, tenso, pede a Patrícia ajuda com exames. Ela balança a cabeça, os olhos marejados:

— Não posso, Simon. Estou bêbada. Não consigo nem olhar pra você.

Ela sai correndo, Simon vai atrás, mas Patrícia se desvencilha

— Você é um idiota! Devia ter contado tudo na primeira noite, lá no bar. Não mereço isso.

Mário a alcança e a leva para casa, protegendo-a do olhar de todos.

Ingrid vai ao laboratório de imagens para pensar. O ambiente, normalmente frio e impessoal, parece acolhê-la naquele momento. Doutor Silva entra, hesitante, e observa Ingrid diante das imagens de ressonância e raio-x.
— Fiz uma reserva para nós dois em um restaurante que eu adoro — diz ele, tentando soar casual.
Ingrid responde, sem tirar os olhos das imagens:
— Não ouvi nenhum pedido.
Silva sorri, nervoso:
— Quer jantar comigo?
Ingrid respira fundo:
— Quando preciso pensar, venho ao laboratório de imunologia. Agora, eu só quero pensar.
Silva entende, abaixa a cabeça e sai, carregando sua tristeza.

No vestiário, doutora Snol chega e distribui as funções:
— Jeff e Michele, coleta de sangue nos pacientes internados. Mário, laboratório de Microbiologia. Patrícia, venha comigo. Você foi requisitada por uma biomédica em especial.

Doutor Will, ainda se recuperando da cirurgia, pede a doutor Silva que assuma seu lugar até que esteja melhor.

Doutora Cris Sama Black pede ao doutor Silva para escalar Patrícia com ela. As duas vão ao quarto de uma paciente para coletar secreção vaginal. Antes do procedimento, Cris avalia Patrícia:
— Explique como é feita a coleta.
Patrícia, profissional apesar do turbilhão interno, responde:
— O preparo da paciente é feito retirando-se o excesso de secreção ao redor do introito vaginal com uma gaze. Depois, o swab é introduzido na vagina, girando

suavemente e pressionando as paredes vaginais por 30 a 60 segundos.

Cris sorri, satisfeita:

— Ótimo. Agora vá, prepare a paciente e faça a coleta. Vou observar daqui.

Patrícia respira fundo, coloca as luvas e realiza o procedimento com precisão, tentando afastar os pensamentos que a atormentam.

Mais tarde, no corredor, Cris questiona:

— O que pode ser encontrado no exame de cultura e bacterioscopia de secreção vaginal?

Patrícia responde, detalhada:

— Trichomonas, que causa tricomoníase; Gardnerella, da vaginose bacteriana; Leptothrix, corrimento inespecífico; Candida sp., candidíase; Neisseria gonorrhoeae, gonorreia; Ureaplasma urealyticum e Mycoplasma sp., infecções vaginais e urinárias; além de outros fungos e bactérias como diplococos Gram-negativos, Streptococcus, Mobiluncus, Fusobacterium e elementos isolados.

Cris aprova:

— Muito bom. E o prazo do resultado?

— Dois a três dias. Mesmo negativo, não descarta infecção, pois antibióticos podem mascarar a detecção.

— Obrigada, doutora Patrícia. Depois quero um relatório completo.

Mário vai ao quarto do chefe, mas não consegue contar sobre Ingrid e Silva. O segredo pesa.

Quatro horas depois...

No trailer, Simon tenta explicar tudo a Patrícia. Ele fala, a voz embargada:

— A Cris me traiu, Patrícia. Com meu melhor amigo. Eu fugi, não consegui olhar para trás.

Patrícia, magoada, pergunta:

— E eu? Fui só um caso para você esquecer a traição?

Só um passatempo?

Simon se cala, sem resposta. O silêncio entre eles fala mais do que qualquer palavra.

Mais tarde, Ingrid e Patrícia estão em um bar, os olhos vermelhos, a dor exposta.

Ingrid segura a mão de Patrícia, a voz trêmula:

— Você é a minha pessoa, Pati. A clínica de aborto só faz o procedimento se alguém for junto. Coloquei seu nome.

Patrícia, emocionada, abraça Ingrid com força, as lágrimas finalmente caindo.

— Cala a boca, Ingrid. Você é a minha pessoa também.

Elas permanecem abraçadas, cada uma encontrando na outra o apoio que o mundo parecia negar. Entre plantões, exames, diagnósticos e dores pessoais, entendem que, no fim do dia, são os laços verdadeiros que as mantêm de pé.

A Última Virada

06:00 horas

A luz fria do banheiro mal ilumina as duas figuras deitadas no chão. Patrícia e Ingrid, exaustas, dividem o silêncio e a dor.

— Sabe o que mais me irrita? — começa Patrícia, encarando o teto. — O Simon simplesmente acha que pode sumir, voltar e esperar que eu entenda tudo. Como se eu fosse obrigada a aceitar qualquer coisa.

Ingrid suspira, a voz embargada de raiva e tristeza:

— O doutor Silva me ferrou de um jeito que eu nunca imaginei. Ele me deixou... sei lá, feia, burra, gorda. E nem teve a decência de me avisar que ia sumir, que ia mudar comigo do nada.

— Eles são todos iguais, Ingrid. Idiotas. — Patrícia fecha os olhos, tentando segurar as lágrimas. — A gente se entrega, acredita, e no fim, sobra só a gente mesma para juntar os pedaços.

Ingrid ri, um riso amargo:

— Eu devia ter escutado minha mãe. Ela sempre dizia: "Homem só serve para dar dor de cabeça." E olha só pra gente agora.

— Pelo menos a gente tem uma à outra — diz Patrícia, estendendo a mão e apertando a de Ingrid.

07:30 horas

O hospital pulsa com sua rotina caótica. Patrícia entra, ainda com a cabeça cheia, e cruza com Simon no corredor. Ele tenta se aproximar, o olhar cheio de culpa.

— Patrícia, espera... — Simon começa.

— Não, Simon. Não fala comigo. — O tom dela é firme, mas a voz treme. — Você acha que o que disse ontem foi suficiente? Não foi. Não é só falar, é agir. E você nunca age, só espera que eu aceite tudo calada.

Simon hesita, os olhos baixos:

— Eu pensei que você tivesse entendido...

— Pois pensou errado.

Ela segue, deixando Simon parado, engolindo as palavras que nunca consegue dizer.

No pronto-socorro

O caos se instala com a chegada de uma família vítima de acidente de carro. O senhor Aurélio de Santana, 32 anos, precisa de cirurgia cardíaca urgente. Doutor Silva chama Michele para ajudar na CEC. O clima é tenso na sala cirúrgica.

No laboratório de imagem, Jeff faz a tomografia do filho, um jovem de 18 anos, com múltiplas lesões abdominais. O rapaz, assustado, pergunta:

— Moço, você sabe como estão meus pais? Minha mãe... meu pai...

Jeff hesita, tentando ser honesto sem aumentar o desespero:

— Ainda não sei, mas estão sendo muito bem cuidados. Prometo que, assim que tiver notícias, aviso você.

Na outra sala, Ingrid faz a ressonância da mãe do rapaz. O exame revela algo inquietante: fraturas antigas, ossos quebrados de semanas atrás, não apenas do acidente.

— Isso não é só de agora... — murmura Ingrid, olhando para o monitor. — Tem coisa errada aqui.

A doutora Snol aparece, chamando Patrícia:

— Preciso de você para um raio-X, paciente de 41 anos, possível obstrução intestinal. Vá agora.

Patrícia assente, pega o prontuário e segue para o exame, tentando afastar os pensamentos pessoais.

No centro cirúrgico

Doutor Silva orienta Michele, que prepara a máquina de circulação extracorpórea. O ambiente é tenso, mas Michele mantém a calma.

— Michele, quanto tempo um paciente pode ficar na CEC? — pergunta Silva.

— O tempo de CEC influencia diretamente no prognóstico pós-operatório. O sangue das veias sistêmicas é drenado para uma bomba oxigenadora, que oferece oxigênio e retira gás carbônico. O sangue arterializado retorna à aorta. Os circuitos são preenchidos por solução de perfusato, com cristaloides ou coloides, conforme o hematócrito desejado.

Silva aprofunda:

— E a hipotermia?

— Leve, entre 35 e 28°C. Moderada, de 27 a 21°C. Profunda, abaixo de 20°C, com parada cardiocirculatória total. A hipotermia provoca perda calórica, hipóxia, acidose, aumento da resistência vascular. A recuperação dos tecidos é possível com até 45 minutos de parada.

— E a hemodiluição?

— Ocorre com cristaloides, diminuindo a viscosidade do sangue e a pressão coloidosmótica. Para evitar complicações, pode-se adicionar coloide ao perfusato.

— E as complicações?

— Coagulopatia, resposta inflamatória sistêmica, retenção hídrica, intercorrências como arritmias, embolias, lesões cardíacas. Quanto maior o tempo de CEC, maiores os riscos.

Silva olha para Michele, orgulhoso:

— Excelente, Michele. Agora, mantenha o foco. Cada segundo importa.

A cirurgia termina, e Silva pede que Michele desmonte a máquina, agradecendo pelo trabalho preciso.

No laboratório de imagem

Patrícia chama a doutora Snol para ver o raio-X do paciente com obstrução intestinal. Snol chega com Jeff, que observa a imagem curioso.

— O que temos aqui, Patrícia?

— Parece... drogas, doutora.

Snol se aproxima, franzindo o cenho.

— Tem certeza? Jeff, o que acha?

Jeff olha de perto, hesita:

— Um balão de drogas..., mas... esse balão tem rosto.

Snol se aproxima ainda mais, sorri de lado:

— Não são drogas. São cabeças de bonecas Super Pop. Libere para o cirurgião.

Patrícia e Jeff se entreolham, aliviados e surpresos.

No corredor

Doutora Black chama Patrícia de lado.

— O Simon já te contou o que aconteceu?

Patrícia respira fundo:

— Já.

— Então por que não voltou para ele?

Patrícia olha para o chão, a voz embargada:

— Porque não é tão simples assim. Não depois de tudo o que aconteceu.

No refeitório

Michele, Mário, Patrícia e Ingrid chegam para o almoço. Quando se aproximam da mesa, veem que Jeff espalhou corpos de bonecas para provocá-los. Ingrid pega uma das bonecas e joga em Jeff, que ri alto.

A enfermeira Lisa passa, cumprimenta Mário, mas ele mal responde. Patrícia observa:

— Por que você não dá uma segunda chance para a Lisa, Mário?

Ele fica calado, olhando para Michele e Ingrid. Michele tenta animá-lo:

— Esquece o lance da sífilis, Mário. Segue em frente.

Mário balança a cabeça:

— Não é por causa disso. É outra coisa.

Michele sorri, provocativa:

— Tem outra garota, né?

Mário suspira, sincero:

— Tem. E eu quero algo mais com ela no futuro.

Patrícia, indignada, ergue a voz:

— Você não pode fazer isso com a Lisa! Não pode dar esperança se não sente nada.

Mário se defende:

— Eu não dou esperança. Só não quero magoar ninguém.

Ingrid intervém, rindo:

— Isso é excesso de estrogênio na sala.

Todos riem, mas o clima é de cumplicidade e amizade verdadeira.

No corredor, mais tarde

Doutor Silva se aproxima de Ingrid, hesitante.

— Ingrid, me desculpa por tudo. Por ter sumido, por não ter dito o que sentia.

Ingrid o encara, vulnerável:

— Por que agora, Silva? Por que pedir desculpas só depois de me deixar no escuro?

Ele respira fundo:

— Porque eu gosto de você. E porque quero que você participe da próxima cirurgia com CEC comigo.

Ingrid sorri, emocionada:

— Então tudo está maravilhoso agora.

Quatro horas depois...

Simon e Cris dividem o elevador. O silêncio é pesado. Simon, cansado, pergunta:

— O que você ainda está fazendo aqui, Cris? Por que não foi embora?

Ela sorri, amarga:

— Vim para São Paulo por sua causa, Simon. Não vou desistir tão fácil.

Quando a porta se abre, Simon sai, abandonando-a, decidido a não olhar mais para o passado.

Entre Diagnósticos e Emoções

No romance de Romeu e Julieta, eles se amam tanto que preferem morrer a ficarem afastados. E eu me pergunto: será que vale mesmo morrer por amor?

06:00 horas

Patrícia e Ingrid correm pelo parque Ibirapuera. Entre um passo e outro, trocam confidências sobre como foi burrice se envolver com seus chefes. As duas começam a se xingar, mas logo Ingrid pergunta, com um sorriso triste:

— Quer chorar?

— Não — responde Patrícia, firme. — Se eu começar, não paro nunca mais.

Elas voltam a correr, tentando abandonar o peso das escolhas.

07:00 horas

No vestiário, Mário, Ingrid e Patrícia observam Jeff e Michele rindo juntos.

— Eles viraram amigos? — pergunta Mário, surpreso.

— Como assim? — retruca Patrícia.

— Não pode ser, ele é o Jeff! — completa Ingrid, incrédula.

A doutora Snol entra apressada, escalando todos para os exames pós-carnaval:

— Quero rapidez e precisão! Tem muito paciente que esqueceu o preservativo e saiu beijando até as paredes.

No caminho para a clínica, Jeff provoca Patrícia:

— Adoraria ver sua mãe nos vídeos contando a história da luta da biomedicina...

Michele sugere uma noite de vídeos, mas Patrícia recusa:

— Nem por cima do meu cadáver!

Ingrid reforça:

— Nem pensar, ele é um ordinário!

Mário, confuso, pergunta a Michele se ela está a fim do Mário, mas ela responde:

— Não, Mário, você é uma ótima pessoa, mas estou falando do Jeff!

A doutora Snol interrompe, cobrando agilidade:

— Vocês ainda estão aqui? São 300 pacientes só no turno da manhã!

De repente, o bipe de Patrícia toca: sua mãe foi internada. Ela começa a passar mal. Ingrid tenta consolar:

— Fica calma, Pati. Eu perdi uma tia para o Alzheimer, sei como é difícil...

— Ingrid, que coisa horrível de se dizer! — repreende Michele.

A doutora Snol afasta todos de Patrícia e pergunta se ela quer folga. Patrícia recusa:

— Já estou bem, doutora. Prefiro trabalhar.

— Então fique só na fase pré-analítica hoje. Assim você se distrai menos.

No laboratório de hematologia

Michele encontra Simon e Cris Black discutindo. Ela tenta intervir:

— Qual é o caso de hoje?

Eles ignoram, continuam brigando. Só quando a doutora Black pede, Michele apresenta:

— Paciente Edna Lemos, 24 anos, encontrada inconsciente em casa. Usuária de drogas injetáveis, fumante, alcoólatra moderada. Sinais de overdose, ureia e creatinina elevadas sugerem insuficiência renal aguda.

— Ok, doutora Michele, faça os exames com urgência! — ordena Cris.

Simon sai resmungando:

— Prefiro meu setor do que ouvir um capeta feito a Cris.

No hospital

Doutor Will retorna após a cirurgia. Silva tira suas coisas da sala do chefe dos biomédicos, agradecendo a oportunidade de liderar. Will sorri:

— Quando eu me aposentar, você será o chefe, doutor Silva.

No corredor

Patrícia procura Simon.

— Como você está? — ele pergunta, preocupado.

— Preciso de um procedimento, não aguento ficar só na pré-analítica.

— Tenho ressonâncias para fazer. Vem comigo.

No laboratório

Michele apresenta os resultados para Cris:

— Hemograma normal. Sódio normal, potássio elevado, ureia e creatinina altas, cálcio baixo, proteinúria. Creatinina-quinase elevada indica lesão muscular grave. Diminuição do pH e do bicarbonato, acidose metabólica e respiratória, provavelmente devido à I.R.A. e desconforto respiratório pelo pCO2 elevado. Diminuição de pO2 indicativo de pneumonia.

— Conclusão clínica?

— Insuficiência renal aguda por rabdomiólise, provavelmente desencadeada por overdose de droga injetável.

— Muito bem, doutora Michele. Depois quero um relatório completo.

Na cirurgia cardíaca

Silva e Ingrid estão juntos. Após uma hora de cirurgia, Silva pede para Ingrid injetar heparina, mas ela desmaia. Na galeria, doutora Snol e Michele veem tudo e correm para ajudar. Ingrid é levada para cirurgia de emergência. No caminho, ela segura o braço de Michele:

— Estou grávida...

Michele e Snol trocam olhares de espanto.

No laboratório de imagem

Mário confirma: a mãe de Patrícia tem câncer de pâncreas. Ele vai contar ao chefe, que pede para avisar Patrícia antes que o médico peça sua assinatura para a cirurgia. Michele chega e conta que Ingrid está grávida e está perdendo o bebê. Mário se assusta, o chefe fica nervoso. Mário desabafa:

— Hoje não está sendo um bom dia.

No laboratório de imagem

Patrícia descobre que Ingrid está sendo operada. Nervosa, termina a última ressonância e vai atrás da amiga. Simon a toca:

— Você está bem?

Ela explode:

— Para de fingir que se importa comigo! Eu fui a trouxa aqui.

Ela tenta entrar na cirurgia, mas doutora Snol impede:

— No centro cirúrgico, não. Vai assistir da galeria.

Quatro horas depois...

A cirurgia acaba. Ingrid vai para o pós-operatório. Quando acorda, a cirurgiã informa que ela perdeu uma das trompas. Patrícia entra no quarto, segura sua mão.

— Está melhor?

— Só atordoada... Vou dormir um pouco.

Patrícia permanece ali, em silêncio, segurando a mão da amiga.

Cinco horas depois...

Patrícia procura Simon, desaba em lágrimas:

— O que mais me cansa é te odiar. Eu te amo, Simon, e isso me destrói.

Ela o beija, entre lágrimas.

No bar

Michele, Patricia e Mário bebem juntos.

— Quando saí do hospital, Ingrid disse que estava bem — comenta Mário.

— Ninguém fica bem tão rápido depois de perder um bebê — diz Michele.

— Ela é forte, Michele.

— Forte nada, ela é um iceberg!

07:00 horas

Doutora Snol pede concentração: sem Ingrid, estão com um a menos. Ela manda Patrícia coletar sangue de Ingrid e levar os resultados assim que processar. No quarto, Ingrid pede:

— Me salva da minha mãe, Pati! Ela não para de falar de decoração...

— Você precisa é descansar, Ingrid.

No corredor

Simon aborda Patrícia:

— Fugindo dos exames iniciais?

— Só fui visitar minha mãe.

— Você é complicada, Patrícia.

— E você tinha mulher, Simon.

Ele só responde:

— É...

— Para de dizer "é"! — ela rebate, irritada.

Cris aparece:

— Posso participar ou vocês não gostam a três?

Patrícia vai embora. Simon enfrenta Cris, que entrega os papéis do divórcio.

— Se você assinar, eu assino.

— Vou assinar.

— Posso ser o diabo, Simon, mas também posso ser o amor da sua vida.

Ela entra no elevador, deixando Simon pensativo.

No quarto de Ingrid

Silva tenta conversar, mas a mãe de Ingrid o interrompe elogiando-o. Ingrid, constrangida, pede para a mãe parar.

No laboratório de imagem

Jeff faz uma tomografia de um paciente com uma bala na cabeça. Depois, encontra Michele, que sugere saírem juntos. Jeff brinca:

— Sabia que ia ficar caidinha por mim.

— Melhor esquecer, Jeff.

Ele a convida, ela ri, aceitando.

No hospital

Snol pede para Patrícia chamar Cris Black para um caso. Patrícia apresenta:

— Ana Clezia dos Santos, 32 anos, admitida com cólicas abdominais, vômitos, fraqueza, irritabilidade a barulhos, reflexos ausentes, papiledema. Não fuma, não bebe, usa contraceptivo oral. Exames sugerem porfiria intermitente aguda.

Cris Black elogia:

— Ótimo, Patrícia. Libere os resultados. Tenho mais dois pacientes para você. E, Patrícia, entreguei os papéis do divórcio ao Simon, mas se houver uma chance, vou lutar por ele.

Duas horas depois...

O chefe dos biomédicos chama Jeff:

— Houve um erro na sua prova do internato. Você pode refazer. Se reprovar de novo, sai do programa.

Jeff engole seco, sentindo o peso do futuro.

No fundo do hospital

Patrícia e Ingrid conversam sentadas numa maca.

— Você acha que devo me preocupar com o Simon? — pergunta Patrícia.

— Não. A Cris já pediu o divórcio. Ela vai embora.

No elevador

Silva questiona Snol:

— Por que pediu ajuda logo para a minha mulher?

— Porque ela é boa. Se precisar, chamo quem for. Não use o hospital para fugir dos seus problemas, Simon.

Ele fica sem resposta.

No quarto de Ingrid

Ingrid desaba em lágrimas. Michele e Mário tentam consolar, mas ela só chora mais. Patrícia chega e, ao ver a amiga, a abraça forte, ajudando-a a se acalmar.

No jantar

Michele tenta beijar Jeff, mas ele se esquiva. Ela pergunta se está tudo bem, ele diz que sim, mas está distante. No fim, ela vai embora frustrada, desabafando com Mário.

No bar

Simon e Patrícia estão juntos, felizes, até que ela descobre que ele não assinou o divórcio. Ela se fecha, magoada. Em casa, Patrícia confronta Simon:

— Por que não assinou ainda?

Ele hesita, ela grita, bate nele com a bolsa e fecha a porta na cara dele. Sobe para a cama do Mário, que brinca:

— Minha cama é pequena demais para três!

Patrícia xinga Simon, rindo e chorando ao mesmo tempo.

No hospital, madrugada

Os residentes se preparam para o plantão. Michele ignora Jeff, que tenta conversar. Snol pergunta se Patrícia precisa de mais tempo para resolver as coisas da mãe, mas ela diz que já está tudo certo.

Patrícia encontra Simon:

— Sua esposa está te procurando.

— É uma situação desagradável...

— Não é desagradável, Simon. Eu vou facilitar: não quero mais namorar com você. Só falamos de trabalho agora.

No laboratório, Simon pede para ela entregar exames ao médico.

No refeitório

Patrícia, Michele e Ingrid trocam confidências. Patrícia conta que terminou com Simon, Ingrid diz que Silva quer namorar com ela, Michele reclama de Jeff. O clima é de cumplicidade, apesar das dores.

No laboratório

Mário e Jeff analisam um caso de leucemia linfocítica crônica. Jeff explica detalhadamente, mostrando conhecimento e dedicação. Silva elogia:

— Muito bem, rapazes!

No quarto de descanso, Ingrid aceita namorar Silva, mas avisa:

— Não vai se achar, hein!

Ela o beija e sai, deixando-o sorridente.

No bar

Patrícia espera Simon, cheia de esperança. Cada vez que a porta se abre, ela olha, mas ele não aparece. Os amigos tentam animá-la, mas a ansiedade é visível.

No hospital, Simon pede conselhos a Snol, que diz:

— Essa escolha é sua, Simon. Não é fácil, mas só você pode decidir.

Cris encontra Simon na saída e pergunta:

— Quem você escolheu?

No bar, Patrícia fica até tarde, mas Simon não aparece. Ela vai embora, coração partido.

No hospital

Patrícia chega cabisbaixa, sentindo o peso dos olhares e dos sussurros. Os amigos decidem animá-la.

— Amanhã, não faça nada no laboratório — diz Michele.

— Não importa o que aconteça, não pegue nenhum caso — reforça Ingrid.

Patrícia apenas assente, cansada.

No hospital, Simon tenta falar com ela, mas as amigas não deixam.

No centro cirúrgico

Silva pede para Mário montar a máquina de CEC. Ingrid, passando por perto, ouve Silva dizer que quer contar ao chefe sobre o namoro. Ingrid recusa, não quer que ninguém saiba.

Na enfermaria

Patrícia, Michele e Ingrid resolvem um caso complicado, mesmo sem autorização. Snol descobre, briga, mas depois elogia o trabalho.

No almoço

Simon e Cris almoçam juntos. Cris pergunta se ele já parou de falar com Patrícia. Ele diz que talvez nunca consiga. Ela sorri, resignada.

No laboratório

Patrícia apresenta um caso de tuberculose e actinomicose. Ingrid detalha os exames, Michele explica o tratamento. Snol, apesar de brava, reconhece o esforço.

No refeitório

Todos olham para Patrícia, que se levanta e enfrenta os olhares. Simon aparece, mas Snol o afasta:

— Agora, ela não é mais problema seu.

Fim de plantão

22:00 horas. Mário, Patrícia, Michele e Ingrid vão para o bar. Entre risos e confissões, Jeff chega, puxa Michele, a beija intensamente e diz que gosta dela antes de ir embora. Michele fica sem graça, mas feliz.

Natal, Esperança e Novos Caminhos

07:00 horas

O dia começa com Simon e Cris tomando café da manhã juntos. O clima é tenso, palavras não ditas pairam no ar. Quando Cris tenta puxar assunto, Simon apenas se levanta, pega as chaves e sai para o hospital, deixando o silêncio e a xícara pela metade. No estacionamento, doutora Cris cruza com Patrícia, que coloca um adesivo em um corte na testa. Cris observa, se aproxima e comenta com um sorriso enviesado:

— Não sabia que além de biomédica você era especialista em primeiros socorros...

Patrícia apenas sorri de lado, preferindo não alimentar provocações.

Enquanto isso, doutor Silva e Ingrid tomam café em uma cafeteria. Silva lembra do jantar marcado para aquela noite, e Ingrid, surpresa, admite que esqueceu. Ele tenta disfarçar a decepção:

— Se quiser cancelar, tudo bem...

— Não, de jeito nenhum. Eu só... ando distraída — responde Ingrid, tentando amenizar o clima.

No hospital, Simon e Patrícia compartilham o elevador. Uma senhora entra e pergunta onde fica o setor financeiro. Sem se olhar, ambos respondem ao mesmo tempo:

— No subsolo.

Trocam um olhar rápido, depois desviam o rosto, cada um mergulhado em seus próprios conflitos.

No corredor, Jeff e Michele conversam animadamente. Michele, ainda intrigada, pergunta:

— Por que você me beijou ontem, Jeff?

Ele sorri, confiante:

— É melhor ir se acostumando. Pretendo fazer isso muito ainda.

Michele revira os olhos, mas não consegue esconder o sorriso. Enquanto isso, Patrícia e Ingrid liberam resultados de exames. Ingrid repara no curativo de Patrícia:

— E esse moranguinho na testa?

— Prefiro não falar sobre isso — responde Patrícia, tentando mucar de assunto.

Ingrid comenta que vai sair para jantar com Silva. Mário aparece e Ingrid pergunta se pode passar o plantão mais cedo para ele. Mário concorda, sempre disposto a ajudar.

No setor administrativo, doutor Will parabeniza doutora Snol pelo novo projeto de pesquisa. Ele sugere que ela aceite os pesquisadores dele no projeto, mas Snol hesita, dizendo que ainda não decidiu. Will insiste, mas ela o chama de inacessível e revela, com um misto de alívio e nervosismo:

— Estou grávida, Will. Por isso não vou continuar com a pesquisa.

Will fica em silêncio, surpreso, enquanto Snol se afasta.

No laboratório

Doutora Michele e doutora Cris recebem um caso. Juntas, analisam o paciente:

— Michele – Rodrigo Almeida, 27 anos, encaminhado para investigação de infertilidade. Casado há cinco anos, tentando gestação há dois, sem sucesso. Esposa saudável, sem alterações ginecológicas. Relações frequentes, ejaculações secas ou com pequeno volume. Sem antecedentes de trauma ou cirurgia. Trabalha como técnico em eletrônica.

— Doutora Cris – Faça os exames e me chame quando terminar.

Mais tarde, Michele apresenta os resultados:

— Exame físico: paciente trófico, sem malformações, testículos pequenos, pilificação escassa, ausência de varicocele, pênis normal. Espermograma: azoospermia. Testosterona total: 25,1 (normal: 142-923 ng/ml). LH: 0,56 (normal: 1,2-8,6). FSH: 0,47 (normal: 1,2-19,2). Todos os exames dentro dos padrões.

— Hipótese diagnóstica? — pergunta Cris.

— Infertilidade primária por hipogonadismo hipogonadotrófico idiopático.

— Muito bem, Michele.

No vestiário

Ingrid se arruma para o jantar. Michele entra e vê Ingrid com dois vestidos:

— Você vai ficar gostosa nos dois, Ingrid.

— Eu sei que sou gostosa, só preciso decidir qual combina mais comigo — brinca Ingrid, se olhando no espelho.

Patrícia entra e vê Ingrid com um vestido preto curto.

— Você está linda, Ingrid. Vai fazer sucesso.

— Eu arraso com qualquer coisa — responde Ingrid, rindo.

No hospital

Doutor Will volta a procurar Snol, questionando por que ela não aceita o dinheiro do hospital e os pesquisadores dele. Ela diz que ainda não sabe, que está cansada de tudo e que a gravidez mudou suas prioridades.

No restaurante

Ingrid e Silva finalmente saem para jantar. Ingrid pede manteiga e cerveja, surpreendendo Silva:

— Cerveja não combina com lagosta, Ingrid.

— Eu vou de carne vermelha — responde ela, sorrindo.
— Você não come carne vermelha?

— Não... — diz Silva, um pouco desconcertado.

— Então vai ter que me ver devorar um bife hoje — provoca Ingrid, quebrando o clima tenso.

No hospital

Jeff e Michele discutem sobre padrões de beleza. Jeff diz que se a mulher não tiver peitos, é só colocar silicone. Michele rebate, dizendo que ninguém deveria ser amado só pelo corpo. Jeff tenta se explicar, mas Michele lhe dá um tapa e, em seguida, o beija, pegando-o de surpresa.

No elevador, Simon e Patrícia se encontram novamente. Patrícia suspira:

— Sinto saudades de você.

Simon se aproxima, cheira o pescoço dela e sussurra:

— Não posso... Eu tenho mulher.

Quando o elevador para ele sai apressado, deixando Patrícia sozinha, com o coração acelerado.

Fim de plantão...

Véspera de Natal – 08:00 horas

Na cozinha, Michele prepara o jantar de Natal. Patrícia toma banho e sai de fininho. Michele escuta o barulho e pergunta:

— Você vai para o hospital em plena véspera de Natal?

Antes que possa responder, o pai e o irmão de Mário chegam, perguntando se ele mora ali. Michele confirma e eles sobem gritando para o quarto. Patrícia aproveita a confusão para sair. O pai e o irmão de Mário o tiram da cama e o levam para caçar peru na fazenda dos Chandler. Michele pergunta:

— Vai caçar peru de novo, Mário?

— Todo ano é assim, Michele. Mas prometo tentar voltar antes do jantar.

Na casa de Simon, ele e Cris conversam. Cris sugere que, por ser Natal, poderiam transar. Simon ri, ela comenta que seria a primeira vez desde a separação. Ele responde, meio irônico:

— Depois do Marcos...

No hospital, Patrícia se prepara para o plantão. Doutora Snol agradece:

— Obrigada por ser voluntária na véspera de Natal, Patrícia. Me poupou de escolher um interno para torturar.

— Pode me torturar à vontade, doutora. Não tenho muito o que comemorar.

Na fazenda, Mário e a família se preparam para a caçada. Mário, incomodado, pede para ir embora, mas o pai insiste:

— Você só sai daqui depois de atirar no seu primeiro peru.

No hospital, doutor Silva termina uma cirurgia e encontra Simon e Will olhando prontuários.

— O que vocês fazem aqui na véspera de Natal?

— Só viemos liberar uns exames — responde Simon.

Silva ri:

— Vocês precisam de desculpas melhores.

Na casa de Patrícia, Ingrid e Silva chegam para o jantar. Michele reclama:

— Ingrid, você está atrasada! Era para chegar às 10:30! Oi, doutor Silva!

— Desculpa, Michele. Eu não consegui me livrar dele — responde Ingrid, apontando para Silva.

— Você trouxe o doutor Silva, esse jantar já era — brinca Michele.

— Juro que tentei, mas ele parece um chiclete!

— Seja bem-vindo, doutor Silva — diz Michele, rindo.

— Quando vou a um lugar onde as pessoas se assustam comigo, me chamam de Rodrigo — comenta Silva.

— Ninguém chama você de Rodrigo! — provoca Ingrid.

Quando Silva vai para a cozinha, Ingrid pergunta:

— Então vai ser só nós três? Você, Rodrigo e eu? Preciso beber!

— E o Jeff? — pergunta Michele, pegando o celular para ligar. Só cai na caixa postal.

No hospital, Patrícia pega um caso. Precisa de ajuda de Simon, mas ele diz que está atrasado para sair com a esposa. Patrícia insiste, ele a ajuda rapidamente e volta para o laboratório de imagem.

Doutora Snol pede para Patrícia apresentar o caso:

— Paciente Edcley Bonfim, masculino, 81 anos, síndrome consumptiva, perda de 12 kg em 3 meses. Tomografia mostra tumor renal direito. Ex-tabagista, 54 anos-maço, parou há 12 anos.

— E a tomografia, Simon já liberou? — pergunta Snol.

— Sim. Cortes axiais, coronal e sagital mostram lesão infiltrativa em parênquima renal direito, centro no sistema coletor, densidade heterogênea, aparente conteúdo adiposo. Tamanho: 11,8 x 8,1 x 7,4 cm.

— Exames físicos e laboratoriais?

— Regular estado geral, emagrecido, abdome flácido, plano, indolor, sem tumor palpável. Hb: 12,1; Leucograma: 7.300; Creatinina: 1,0; Albumina: 3,8; Urina 1 sem alterações.

— Já fez a macroscopia da peça cirúrgica? E o que era, segundo o cirurgião?

— Carcinoma urotelial de pelve renal de alto grau, diferenciação lipídica, invasão de seio e parênquima renal, sem comprometimento vascular ou ureteral. Amostras A e B: A – carcinoma urotelial (hematoxilina-eosina); B – imunohistoquímica evidenciando diferenciação lipídica (adipofilina).

— Libere os resultados, Patrícia. Obrigada!

Patrícia respira fundo, sentindo o peso do plantão, mas também o orgulho de fazer diferença na vida de alguém — mesmo em pleno Natal.

A Patrícia encontra Jeff no hospital e pergunta o que ele está fazendo ali. Ele responde que não vai ao jantar de Natal porque está estudando, já que não passou nas provas do internato. Patrícia insiste para que ele vá, dizendo que é melhor do que acabar como ela, "uma vadia que pegou o marido dos outros e quase destruiu um casamento".

Na fazenda dos Chandler, Mário vê um peru, atira e acerta. Ele comemora, dizendo que é hora de ir embora. Mas, quando o pai vai pegar o peru, o irmão de Mário atira acidentalmente na bunda do pai. Mário grita, corre até o pai e o leva rapidamente ao hospital, preocupado.

Enquanto isso, Michele queima o molho do jantar. Doutor Silva pergunta se ela sabe cozinhar e ela admite que não. Ingrid diz que o jantar já era, porque Michele não sabe cozinhar. Silva tenta acalmar Ingrid e diz que vai cozinhar com Michele. Ingrid, impaciente, diz que vai beber, mas não encontra bebidas e pergunta a Michele onde Patrícia guarda as bebidas. Michele diz que não tem. Ingrid se indigna: "Como assim a Patrícia não tem bebidas? Ela é fina, da mais alta classe, e bebida faz parte da mais alta classe!" Michele volta a cozinhar com Silva. A campainha toca; Ingrid vai atender. É Augusto, dono do bar, com seu namorado. Ingrid pergunta que bebida ele trouxe. Ele responde que trouxe uma torta de abóbora, não bebida. Ingrid fica chateada, toma a torta e diz que dono de bar deveria trazer bebida, não torta. Augusto retruca, perguntando se ela trouxe um microscópio.

Mário chega à emergência com o pai e fica ao lado dele o tempo todo.

Na cozinha, Michele e Silva começam a se dar bem, cozinhando juntos com uma sintonia inesperada. Augusto aposta com o namorado que Michele vai ressecar o peru, mas o namorado acredita nela. Ingrid aposta cem reais, mas logo se irrita e sai da cozinha. Silva vai atrás dela, pergunta o que houve. Ingrid reclama que ele está "fazendo CEC no peru" e sendo amigo demais dos amigos dela. Silva lembra que foi ela quem pediu para ele ser legal. Ingrid pede a chave do carro e diz que vai comprar bebidas.

Ingrid chega ao hospital, onde doutor Will a chama para um caso. Ela agradece e se prepara. No laboratório, Will pede para ela apresentar o caso:

— Paciente do sexo feminino, 54 anos, com queixa de dificuldade para urinar há 10 anos. Relata diminuição progressiva do jato urinário, há um ano realizando dilatação uretral semanal, com melhora parcial dos sintomas. Comorbidades: hipertensão arterial sistêmica, obesidade. Antecedentes: pós-operatório tardio de ressecção de carúncula uretral (8 anos).

Will pede para fazerem os exames e depois Ingrid deve explicar tudo. Após os exames, ela relata:

— Introito vaginal sem alterações. Meato uretral tópico, sem lesões periuretrais.
— Uretrocistografia miccional: incidência oblíqua esquerda, fase miccional, seta mostra colo vesical aberto. Outra incidência mostra ponto de parada do contraste na uretra média.

— A estenose de uretra em mulheres é rara. Fizemos ressonância pélvica para afastar componente extrínseco, sem alterações.

Will pergunta a hipótese. Ingrid responde:
— Estenose primária da uretra média.

No vestiário, Patrícia encontra Ingrid e pergunta o que ela está fazendo no hospital. Ingrid devolve a pergunta. Mário chega e questiona o que as duas fazem ali. Na casa de Patrícia, Michele e Silva terminam o jantar. Augusto e o namorado vão embora para trabalhar. Michele diz a Silva que ele pode ir embora também, se quiser. Ele responde que só se levanta da mesa quando ela se levantar.

Simon chega em casa e encontra Cris sentada na chuva. Ela pergunta se ele esqueceu. Ele diz que não. Cris pergunta o que precisa fazer para ter a atenção dele ou se deve desistir. Simon se senta ao lado dela, pede desculpas pe o comportamento dos últimos dias e a beija.

Mário e Ingrid chegam ao jantar; Mário pede desconto porque estava com o pai que levou um tiro na bunda. Ingrid coloca as bebidas na mesa. Michele se levanta, bate na mesa e manda todos comerem. Jeff chega, encontra Patrícia na porta e pergunta se ela vai entrar. Ela diz que não, mas que ele pode entrar.

No hospital, a doutora encontra Will e pergunta o que ele ainda faz ali. Ele diz que foi para casa, mas voltou porque a esposa está furiosa. Ela diz que foi bem-feito e que ele deveria estar em casa. Ele comenta que é por esse tipo de coisa que a chamam de "nazista". Ela sai, desejando Feliz Natal a todos.

Patrícia vai ao bar. Um homem pergunta se pode sentar ao lado dela. Ela pergunta se ele trabalha no hospital, se é biomédico ou algo do tipo. Ele diz que não. Ela permite que ele sente e ele oferece uma bebida.

O jantar termina. Silva e Ingrid vão embora juntos. No carro, ele fala da mãe e do restaurante; Ingrid apenas faz uma expressão. Ele pergunta por que ela é tão difícil de se abrir.

Patrícia vai para casa com o homem do bar e transam até de manhã. Silva leva Ingrid para sua casa e transam. Simon e Cris passam a noite juntos, Michele e Jeff também, mas Jeff brocha.

07:00 horas

Patrícia liga para Ingrid contando que tem um homem pelado na cama dela. Ingrid pergunta o nome:

— O nome dele é Sandro.
— Onde conheceu?
— No bar do Augusto.
— Você não vai acreditar onde estou: na casa do Silva.
— Está mexendo nas coisas dele?
— Não tem nada para mexer, o cara é doido, arruma os livros em ordem alfabética!
— Sai daí correndo!

Sandro acorda, Patrícia desliga o telefone, avisa que vai tomar banho e espera que ele suma até voltar.

Ingrid vai tomar café e encontra uma chave e um bilhete: é uma cópia da chave do apartamento, para ela.

Na cozinha, Mário e Michele conversam sobre o barulho da noite anterior. Mário pergunta se Patrícia está tentando bater algum recorde. Michele diz que pelo menos ela faz gol. Mário comenta que sente falta do chinês porque ele lavava os pratos. Michele sente falta do que tinha tatuagem no bumbum, pois arrumava a casa. Mário diz que ele era para casar. Michele pergunta sobre os sentimentos de Mário por Patrícia, ele diz que é passado. Ele pergunta sobre Jeff, Michele diz que não quer falar, pois ele prochou e ela está louca por sexo. Quando Sandro desce as escadas, tropeça, e Mário e Michele o apelidam de "Tropeção".

No hospital, Cris assina o contrato de emprego com o Hospital Central de São Paulo. Jeff, junto com Simon, faz a primeira ressonância do plantão e vê um paciente com tumor cerebral que não pode beber água.

Patrícia e Ingrid se sentam em um banco em frente ao hospital. Patrícia comenta que homens não aguentam ser chutados de manhã cedo; as duas riem. Ingrid mostra a chave dada por Silva. Patrícia pergunta se foi "chaveada" antes do café. Sandro aparece, fala com Patrícia e a surpreende. Ele pergunta se ela trabalha no hospital e, ao tirar o casaco, revela uma ereção. Ingrid fica surpresa com o tamanho e Sandro pede ajuda. Ingrid observa fixamente. Patrícia briga com ela e Ingrid diz que "o negócio está encarando-a".

Patrícia pede ajuda para Ingrid resolver o problema de Sandro sem que a doutora Snol saiba. Elas arrastam Sandro para o hospital. Quando vão levá-lo a um leito, Snol aparece e pergunta o que está acontecendo. Ingrid diz que "su ou" e sai de perto. Snol manda Patrícia dar entrada em Sandro como paciente. Doutor Black é chamado para fazer a tomografia e descobre que o pênis ereto é "culpa" dela.

20:00 horas

Michele conversa com os amigos. Jeff chega, fala com Michele, que o manda "ir à merda" e transar com as enfermeiras. Quando ele sai, ela desabafa:

— Eu sou tão gostosa, pior para ele!

— Você está melhor sem ele! — diz Patrícia.

— Que isso, valeu, hein!

— Você dorme com cobra e não quer ser picada? — provoca Ingrid.

— Não sei o que ele viu na enfermeira Lisa, que mal gosto!

— Eu transei com ela! — diz Mário.

— Então são vocês dois que têm péssimo gosto! — responde Michele.

Doutora Snol chega, pergunta quem está de plantão. Michele diz que é ela. Snol manda todos irem para casa descansar e voltar bem.

06:00 horas

— Bom dia, pessoal! Hoje todos irão trabalhar em um único caso! — anuncia doutora Snol.

Ela leva todos ao laboratório e entrega o prontuário para Ingrid:

— Paciente masculino, 25 anos, vítima de acidente automobilístico, admitido com politraumatismo (craniano, esplênico, múltiplas fraturas nos membros), hipotensão profunda e hemorragia interna. Foi intubado e tratado com papa de hemácias e fluidos intravenosos. Permaneceu intubado e dependente de ventilação mecânica por 4 semanas. Apresentou febre e foi tratado com antibióticos de largo espectro.

— Façam os exames e depois me chamem! — orienta Snol.

Mário e Patrícia levam amostras biológicas para o laboratório. Mário convida Patrícia para sair, relaxar em um bar novo. Quando Simon e Cris passam, Cris quer que Simon venda o trailer e vá morar em uma casa.

Simon diz que não vai trocar o trailer por uma casa de tijolos. Patrícia e Mário escutam tudo. Depois, Patrícia pergunta a Mário o que ele ia dizer, mas ele, emburrado, diz para esquecer.

Patrícia vê Jeff estudando perto do neonatal e pergunta se está se escondendo. Ele diz que sim, já que ninguém fala com ele. Patrícia responde que fala, mesmo que seja dando patadas. Jeff pergunta se agora é um clube onde a ex-namorada não fala, então ninguém mais fala. Ela diz que não. Jeff pergunta por que Patrícia fala com ele. Ela diz que, se a mãe dela não tivesse Alzheimer, ela seria como ele, o patinho feio da família. Jeff pergunta se é assim que ela se vê, e ela confirma. Ele diz que está estudando para as provas e Patrícia pega um livro para ajudar. Michele vê os dois juntos, surta achando que Patrícia quer transar com Jeff, sai fazendo comentários desagradáveis. Patrícia vai atrás dela, Michele pergunta se ela quer transar com Jeff, Patrícia diz que nunca transaria com ele. Michele pergunta por que não, já que ela já transou com todo o hospital. Patrícia se fecha e sai de perto de Michele.

No refeitório, Michele diz:

— A Patrícia estava dando em cima do Jeff.

— Ela não estava dando em cima dele! — rebate Mário.

— Ela estava dando em cima do tipo, montando em cima dele? — brinca Ingrid.

— Se eu não tivesse chegado, ela teria montado em cima dele! — diz Michele.

— Certeza que ela ia montar em cima dele ali com os bebês olhando? — Ingrid ri.

— Estou com muito ódio deles! — desabafa Michele.

— A Patrícia jamais ficaria com o Jeff! — diz Mário.

— Você não vai ser daquelas que se matam, né? — pergunta Ingrid.

— Claro que não! — responde Michele.

— Então não tem chances de você matar a gente? — Ingrid ri.

Michele sai da mesa, irritada. Mário e Ingrid riem.

Patrícia vê Simon e pergunta se ele vai vender o trailer. Ele diz que não e pergunta se Cris está espalhando isso. Patrícia ri, diz que não acredita que ele goste de casas e banheiros de luxo. Ele reafirma que não vai vender o trailer, e Patrícia ri.

Doutora Snol reúne os internos e pede os resultados dos exames:

— Ingrid – Como não apresentou melhora do quadro infeccioso, foi coletado após vários dias de antibiótico um aspirado traqueal sanguinolento cujo crescimento em ágar-sangue...

— Qual o provável diagnóstico deste paciente, Michele?

— Pneumonia nosocomial associada à ventilação mecânica.

— Prossigam?

— Mário – Devido ao longo tempo de internação, o tipo de bactéria mais provável é bacilo gram-negativo multirresistente. Cultura quantitativa de secreção traqueal e hemocultura. Estado geral grave, tratamento prévio com antibióticos de largo espectro e intubação prolongada. Pneumonia por bacilos gram-negativos é a principal causa de morte por infecção hospitalar.

— Jeff?

— Pela anál se estatística dos bacilos gram-negativos mais comuns no hospital e seus perfis de suscetibilidade. Material obtido com sonda de aspiração tipo Luken'strap, homogeneizado com ditiotreitol, diluído até 10^{-7} ou 10^{-8} e semeado em ágar sangue, MacConkey e chocolate.

— Patrícia – Cultura positiva para BGN (Bacilos Gram Negativos) com contagem superior a 10^6/mL: Acinetobacter baumannii, Acinetobacter calcoaceticus var. anitratus, Achromobacter anitratus, Bacterium anitratum, Herellea vaginicola, bacilo Morax-Axenfeld, Pseudomonas calcoacetica. Ampicilina/Sulbactam ou Imipenem. Produção de beta-lactamases e enzimas modificadoras de aminoglicosídeos.

— Ingrid – O paciente apresenta anemia moderada no primeiro hemograma, que persiste no segundo, apesar da transfusão. Isso indica hemorragia interna contínua (traumatismo esplênico). A anemia é normocítica e normocrômica, causada pela hemorragia. O segundo hemograma mostra policromatofilia acentuada, sinal de que a medula óssea aumentou a produção de eritrócitos devido à perda sanguínea.

No vestiário do hospital
O ar pesava com o cansaço de mais um plantão exaustivo. Patrícia encostou-se no armário, observando Michele que remexia uma pilha de jalecos. A luz fluorescente destacava as olheiras de ambos.
— Michele, precisamos falar sobre o último caso – Patrícia quebrou o silêncio, segurando um prontuário. – Aquele paciente politraumatizado... A leucocitose dele ultrapassou 50.000.
Michele virou-se, franzindo a testa:
— Leucemia mieloide crônica?
— Não. Granulações tóxicas, corpúsculos de Döhle, vacúolos nos neutrófilos – Patrícia bateu com a caneta

no gráfico de leucócitos. – É reação leucemoide.
Processo infeccioso grave, provavelmente septicemia.
A porta abriu-se com um estrondo. Jeff entrou arrastando os pés, o jaleco manchado de sangue.
— E a trombocitopenia? – perguntou, jogando a mochila no chão. – Plaquetas a 80 mil...
— Toxinas bacterianas lesando endotélio vascular – Patrícia apontou para o laudo de coagulação. – Consumo plaquetário, risco de CID. Precisamos repetir a prova da fosfatase alcalina.
Michele assobiou baixo:
— Score elevado na FAL confirmaria infecção. Na LMC seria baixo.
— Exato – Patrícia esfregou os olhos, lembrando das imagens da ressonância. – O desvio até mielócitos? Trauma explica a leucocitose, mas os vacúolos...
— Bacteremia – Jeff completou, desabotoando o jaleco. – O cara tá sugando antibiótico como água, mas a febre não cede.
O silêncio pairou. Fora, uma maca passou correndo, rodas rangendo no piso frio.
Na sala de conferências
Doutora Snol projetava os exames na tela, a voz cortante:
— Cultura positiva para Acinetobacter baumannii. Multirresistente.
Simon cruzou os braços:
— Imipenem ou ampicilina/sulbactam?
— Já começamos com imipenem, mas a creatinina subiu – Jeff mostrou o gráfico renal. – Risco de nefrotoxicidade.
Patrícia levantou-se, apontando para os vacúolos nos neutrófilos:
— Precisamos considerar endotoxinas. A FAL está a 320...
— Confirmado – Snol interrompeu. – Reação leucemoide pura. Nada de LMC.
Mário, sentado no canto, tossiu:
— E a plaquetopenia? Transfusão?

— Só se cair abaixo de 30 mil – Snol fechou o laptop. – Monitorem CID.

No corredor, após a reunião

Patrícia encostou-se na parede, sentindo o peso das horas. Simon aproximou-se, segurando dois cafés:

— Precisamos falar...

Ela recuou:

— Não agora, Simon.

— É sobre o trailer – ele insistiu, os olhos vermelhos. – Não vou vender. Nem por ela.

Patrícia engoliu seco. Lembrou-se da noite anterior, da chave que Silva dera a Ingrid, da forma como Michele evitava Jeff desde o episódio no laboratório.

— Você está jogando tudo fora – sussurrou, virando as costas.

No estacionamento, 22h

Michele encontrou Patrícia encolhida no banco traseiro do carro.

— Vamos – disse, jogando um casaco sobre os ombros da amiga.

— Onde?

— Abrigo de animais. Precisamos de um respiro.

Entre latidos e miados, escolheram um vira-lata com uma pata quebrada. Patrícia acariciou a cabeça do cachorro:

— Vamos chamar ele de dobe.

Michele riu, mas os olhos brilhavam:

— Combina com a gente. Cheios de marcas, mas ainda funcionando.

Enquanto levavam dobe para casa, o rádio do carro anunciava:

"...Hospital Central de São Paulo implanta novo protocolo para sepse grave, reduzindo mortalidade em 18%..."

Patrícia olhou pelo retrovisor. O hospital se erguia ao fundo, iluminado como um farol – cruel, necessário, cheio de histórias como a deles.

Considerações Finais

Ao chegar ao final deste livro, é impossível não refletir sobre a grandiosidade e a importância dos biomédicos em nossa sociedade. Profissionais que, muitas vezes longe dos holofotes, dedicam suas vidas ao estudo, à pesquisa e ao cuidado com o próximo, sendo peças fundamentais na prevenção, diagnóstico e combate a inúmeras doenças. São heróis anônimos, cuja atuação silenciosa salva vidas diariamente, seja no desenvolvimento de vacinas, na análise laboratorial ou no avanço do conhecimento científico.

Este trabalho buscou dar voz e reconhecimento a esses profissionais, mostrando que o heroísmo não está apenas nas grandes ações visíveis, mas também nas pequenas atitudes cotidianas, na persistência diante dos desafios e na busca constante por soluções que beneficiem toda a humanidade. Assim como na história dos grandes heróis, os biomédicos transformam o mundo com sua dedicação, empatia e compromisso com a vida.

Que este livro sirva de homenagem e inspiração, ressaltando que a biomedicina é, acima de tudo, uma vocação de entrega, solidariedade e esperança. Que cada leitor possa reconhecer, valorizar e se inspirar pelo exemplo desses heróis anônimos, cuja missão é, muitas vezes, invisível, mas absolutamente essencial para o bem-estar coletivo.

A todos os biomédicos, minha sincera gratidão e respeito. Que sua trajetória continue sendo marcada pela ética, pelo conhecimento e pelo desejo incansável de fazer a diferença no mundo.

www.ingramcontent.com/pod-product-compliance
Lightning Source LLC
Chambersburg PA
CBHW070424240526
45472CB00020B/1188